Loka, eu?!

Leka Begliomini

Loka, eu?!

Minha história de pesos, limites e big compulsões

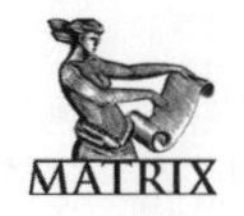

Direitos em língua portuguesa para o Brasil:
Matrix Editora
www.matrixeditora.com.br
/MatrixEditora | @matrixeditora | /matrixeditora

Diretor editorial
Paulo Tadeu

Capa, projeto gráfico e diagramação
Patricia Delgado da Costa

Foto da capa
Caio Galucci

Consultoria literária
Cláudia Pucci Abrahão

Revisão
Cida Medeiros
Silvia Parollo

CIP-BRASIL - CATALOGAÇÃO NA PUBLICAÇÃO
SINDICATO NACIONAL DOS EDITORES DE LIVROS, RJ

Begliomini, Leka
Loka, eu?! / Leka Begliomini. - 1. ed. - São Paulo: Matrix, 2022.
208 p.; 23 cm.

ISBN 978-65-5616-274-4

1. Begliomini, Leka. 2. Mulheres - Brasil - Biografia. 3. Autobiografia. I. Título.

22-79587

CDD: 920.72
CDU: 929-055.2

Gabriela Faray Ferreira Lopes - Bibliotecária - CRB-7/6643

Sumário

Agradecimentos

O processo de construção deste livro foi uma jornada cheia de fé, amor e vontade, que me fez acreditar ainda mais que quando a palavra é necessária ela encontra sua forma de nascer. E isso serve para tudo na vida, enquanto mantivermos a mente aberta, o coração puro e o olhar curioso.

E foram tantas as pessoas que contribuíram nesse longo caminho de busca que não poderia deixar de agradecer.

A todos vocês que cruzaram o meu rumo e ajudaram, direta ou indiretamente, na construção dessa história e desta mulher que aqui lhes escreve, muito obrigada! Sou bem feliz com o que tenho feito disso tudo a que chamam vida!

A minha família, meu marido, meus filhos, meus pais, que compreenderam (mesmo sem entender) os efeitos, ausências e questionamentos do meu intenso processo. A vocês devo toda a minha vida. Desde a que ganhei e tudo o que sou capaz de fazer com ela, todos os dias, pela vontade que me fazem ter de ser cada vez melhor.

Aos meus amigos que continuaram sentindo a minha falta e me apoiaram com palavras, risos, energia e memórias. Um obrigado muito especial ao meu roteirista favorito, Vitor Cardoso, que sonhou comigo desde o primeiro momento sem nunca largar a minha mão.

A ela – um dos presentes que este projeto me trouxe –, Cláudia Pucci Abrahão, que foi muito mais que uma consultora literária e embarcou nessa viagem como uma velha amiga, uma parceira cheia de amor, inteligência e generosidade, que ia me conduzindo a um mergulho cada vez mais profundo, cheia da mais genuína vontade de fazer a diferença. Sem você não teria sido o que é.

E, finalmente, a ligação com a minha fé: aos meus santos protetores e a minha Nossa Senhora, que sempre me levou no colo quando eu não tinha a menor ideia do caminho a seguir.

Dedico esta obra aos olhos que são, em meio aos tantos "deslugares" da minha vida, o meu verdadeiro lugar, meus maiores amores: Thiago, Giovanna, Gabriel e aos meus pais.

Apresentação

Você vai ver aqui a minha trajetória como mulher, artista e empresária, ressaltando a busca pela libertação de transtornos que me acompanharam ao longo da vida. A história passa por diversos embates que travei contra a bulimia, a compulsão, a dismorfia, entre outros tantos distúrbios (meus ou da nossa sociedade tão doente?), enquanto tentava consolidar uma carreira no campo das artes.

O livro transita também por distintos lugares de poder e mitos que nortearam a trajetória não só minha, mas de tantas Lekas que nasceram em uma geração que confunde facilmente o valor do que se é com o que somos condicionados a acreditar serem os reais detentores de valor social: a imagem, o poder, as festas da alta sociedade, a influência dos meios de comunicação de massa (como as revistas e a televisão), o poder das redes sociais e até a importância do poder público, durante o tempo em que trabalhei numa Organização Social da Secretaria de Cultura do Estado de São Paulo. Reflexões que vão muito além da minha trajetória pessoal, como o mito da beleza, o mito das celebridades, a busca de um ideal de perfeição inalcançável e aspectos socioculturais que moldaram os comportamentos e tendências que são, em si, geradores de um estado compulsivo.

Mas fique tranquilo(a): apesar da densidade dos temas abordados, a escolha da narrativa é por uma linguagem bem-humorada, irreverente, mesclando relatos em primeira pessoa com trechos que trazem, em diversas páginas, a dramaturgia teatral, esse lugar tão sagrado pra mim, que não poderia estar ausente. E numa tentativa de transbordar esses meus lugares "sagrados", aproximo essa minha dose de dramaturgia ao mundo da minha fé católica, que todos os dias me salva, apresentando personagens que dialogam com a minha tão inquieta mente. Jojô e Juju, por exemplo, são minha singela homenagem aos meus santos de devoção que me guiam e protegem, São José e São Judas, que aqui se transformam em anjos da guarda que se cansam, mas, pelo amor, nunca desistem. Tem também a Grila, que representa aquele diálogo interno com Deus e a nossa consciência. Essa linguagem híbrida, além de ressaltar, pela forma narrativa, um aspecto essencial da trajetória da Leka personagem, também serve a um jogo dialético, trazendo, por meio do humor, perguntas e reflexões sobre comportamentos há muito tempo normalizados pela nossa cultura.

Dessa forma, entre relatos poéticos e diálogos que apresentam questionamentos, mostro aqui a minha história pessoal de menina de classe média e de muitas meninas que, como eu, consumiram em sua infância os exageros da geração que ditava uma contracultura como forma de expressão. E bebia na fonte da arte que transbordava o desespero por liberdade de uma juventude que subia à tona pra respirar ar puro depois do longo e triste mergulho nas águas sujas da ditadura militar. Da adolescente que sonha ser a "garota Capricho", enquanto descobre que a aparência do corpo, seu tamanho e suas formas são fatores muito importantes, e começa uma jornada árdua para encaixar esse corpo no molde da beleza ditada como único caminho possível para a felicidade. Da moça que busca incansavelmente o poder externo, estivesse ele em ser a dona da lista das festas da *high society*, até chegar, com essa imagem forjada a sangue, suor e lágrimas, no maior *reality show* do Brasil, alterando, desavisadamente, seu eu, em um quase avatar de ídolo oco de valores e voz, que ocupava um corpo alterado de formas e noções, sucumbindo à sedução da fama e do falso poder do mito, enquanto desafiava meu eu mais íntimo a se calar com doses cada vez mais altas de solidão, compulsão, loucura e dor. Da mulher que, madura, se salva de suas compulsões por meio do amor e que vê, através da vida de seus filhos, a necessidade de entender profundamente essa história, sob tantos pontos de vista, a fim de contá-la desmistificando tudo que nos foi imposto como única opção para a construção da plenitude, como se houvesse só um caminho para o sucesso.

O *Loka, eu?!* serve para refletir sobre a nossa cultura, seus valores e, especialmente, o que nos faz ir além das ilusões do poder, buscando um sentido maior em uma trajetória de vida que, além de realizadora, pretende também ser livre, leve e feliz.

Certo dia, deu nas ventas da menina que ela teria que ver o que havia nos cantos do lado de lá.
O jeito que tinha era falar pra mãe que ela queria encontrar a avó. Dessa forma, a mãe concordou, e ainda preparou uma cestinha bordada e com iguarias.
Bolo.
Mas a menina queria o contrário:
Lobo.
(Só que isso ela ainda não sabia.)
Então vestiu sua capa com barrete vermelho
Fogo.
E a vida passou a ser aventura.
Uma história bem
Loka.
Que agora começa aqui.

1º MOVIMENTO
GERAÇÃO LOKA-COLA

A dona da lista

Desconfio que meu nome, Alessandra, além de ter sido dado a mim por vontade e gosto dos meus queridos pais (que, mesmo sem saber, sempre facilitaram bastante a minha vida – louca – vida), foi soprado em seus ouvidos pela minha dupla de anjos da guarda, dois marmanjos atrapalhados que atendem pela alcunha de Jojô e Juju.

Antes mesmo do meu nascimento, eles já sabiam que eu teria uma quedinha pelo poder... e também sabiam onde essa busca pelo tal poder me levaria. Maravilhosos arautos que sempre foram, se adiantaram para que eu tivesse um nome que começasse com a letra A... Isso já me garantiria, de cara, um lugar VIP no berçário, minha estreia como a primeirona junto ao vidro – já que os bebês são dispostos por ordem alfabética.

Mas como vida de anjo não é fácil – muito menos a dos meus, Jojô e Juju tiveram um certo trabalho para enviar sua mensagem. Minha mãe me conta que andava numa dúvida cruel sobre o nome de sua única filha, até que recebeu um sinal vindo do céu.

O fato foi que meu tio, que sempre amou animais, andava, naquele tempo, com um filhote de jaguatirica que ele acabara de ganhar de uma namorada maluca. Ele se afeiçoou à fofa oncinha e passou a tratá-la como um animal doméstico. Passeava com ela pelo parque e exibia com orgulho seu pet, que respondia aos mais diversos carinhos com um rugido selvagem que deixava seus caninos afiados à mostra, assustando as pessoas que iam brincar com o pitoresco gatinho.

Meu tio a alimentava e a deixava no pequeno quintal da casa da minha avó, presa a uma corrente. E como naquele tempo não existiam regras claras sobre a posse de certos animais, outro animal incomum também habitava o condomínio: um papagaio supertreinado, que sabia cantar a música preferida da minha avó, "O sole mio", e chamava sempre sua dona, a vizinha da minha avó, pelo nome.

Nesse fatídico dia, minha mãe chegou à casa da minha avó com a determinada missão de encontrar o nome de sua primogênita, munida de um livro bem badalado entre as grávidas da época, que continha o significado de todos os nomes. Ritualizou a busca, concentrada nos sinais, sentando-se na poltrona com seu barrigão enorme e o livro nas mãos, enquanto, no quintal, toda lépida e faceira, andava Dona Onça. Em cima do muro, como fazia todos os dias, passeava o Sr. Papagaio, o cantor italiano do pedaço, desfrutando sua desavisada liberdade. O que ele desconhecia era que, nesse dia, meu tio havia aumentado o tamanho da coleira que prendia sua bichana. E o Sr. Papagaio, como fazia habitualmente, cantava serelepe, andando de um lado para o outro, seu repertório de uma só canção, até que se encontrou com a doce gatinha selvagem, que, num ato único, avançou sem pestanejar sobre o curioso petisco.

O Sr. Papagaio lutou até o fim, e depois de muito gritar "*Socooooorrooooo! Alessandraaaaaaa! Alessandraaaaaa!*", cantou a primeira estrofe de "O sole mio" e foi engolido pela inocente jagua-pet – sua dona fraturou a bacia correndo pelo corredor ensaboado na tentativa de salvar seu fantástico papagaio, que agora era apenas um cocar de penas verdes na boca da pequena felina.

Mas não teve jeito. Fim de festa, o bicho morreu. Meu tio levou a jaguatirica para o zoológico, e a Alessandra ganhou um pequinês de presente do meu avô, numa vã tentativa de substituir o insubstituível papagaio usando os mais constrangidos pedidos de desculpas. Eu ganhei meu nome com a letra A e meu primeiro lugar de poder na vida. Por quê? Eu estava sempre no topo da chamada. Mesmo depois de ter sofrido as metamorfoses do carinho – Lelê, Leleka e, por fim, definitivamente, Leka –, foi aquele A oficial que me garantiu o lugar de destaque no show do berçário. Um nome colado no vidro do aquário, aquele espaço de visitantes na maternidade.

E com aquela visão privilegiada do pedaço, Jojô e Juju me sopraram a primeira descoberta sobre o mundo: a de que quem mandava mesmo era a dona da lista. No caso, aquela moça com uma prancheta na mão que ia indicando os bebês escolhidos. E eu, dali, do meu camarote, com pulseirinha VIP e tudo, observava que era só ela olhar naquele papel e apontar o seu dedo indicador para um bebê que, imediatamente, alguém se movimentava para atender seu desejo. Aquilo me deu uma ótima ideia, que eu anotei pra fazer mais tarde, daquele lugar secreto onde bebês fazem planos.

*

Anos depois, me tornei uma criança que sabia mesmo a importância de ser a dona da lista. Organizava os melhores batizados de bonecas e selecionava a dedo as convidadas que seriam brindadas com uma cerimônia quase legítima, oficializada pela minha mãe, católica fervorosa, ministra de eucaristia e absolutamente apta a realizar esse tipo de evento no qual se vestia de padre e nos fazia rezar de verdade, enquanto esperávamos pelo melhor bolo de brigadeiro do Paraíso, bairro paulistano onde cresci.

E assim a minha relação com a comida já se estabelecia, sempre sinalizando o bom da vida, a recompensa, a comunhão. Minha família (bem italiana mesmo) se encarregou de me dar bastante amor em forma de canelone, nhoque, biscoitos Amaretto e presunto de Parma. E vinho também. Mas nessa época era só uma "chuchadinha na chupeta". Sim, vamos passear pela louca paisagem da década de 1980, repleta de *glitter*, cores cítricas, polainas, ombreiras, cigarrinhos de chocolate e vinho na chupeta.

E, claro, aquelas festas de dançar coladinho.

Como você pode imaginar, era sempre eu que fazia a lista de quem iria aos bailinhos, incluindo a escolha do *casting* para a nova banda *cover* dos Menudos (eu era o Robbie). Ensaiávamos na casa de uma das integrantes, e no final de cada apresentação, eu jogava chicletes Ploc para a plateia – o momento mais esperado do show. Esse foi o jeito que encontrei (sempre tive um lado empreendedor aguçado) de oferecer diversão ao nosso público, já que a nossa banda era mesmo uma tragédia. O único lugar onde eu não exercia meu poder era no esporte. Não se pode ter tudo na vida. Eu só não era a última a ser escolhida pelos times porque as meninas ficavam com medo da represália (que certamente viria), porque, mesmo não manjando nada de vôlei ou handebol, todas as outras listas eram minhas. Sem o menor constrangimento.

E como todo poder é pouco, fui achando jeitos de aumentar meu território. Na adolescência, eu resolvi pagar um salário para o porteiro do colégio para que ele fizesse vista grossa aos rolezinhos que eu dava, fugida sem culpa das aulas de Física ou Química, que em nada me interessavam. E o meu acordo com ele ainda incluía fazer o mesmo com os nomes que eu lhe passava, os escolhidos (a dedo) como a minha confraria de fuga, que poderiam usufruir os benefícios daquele "vipismo" que eu instaurei com as doces influências do meu reinado.

Mas foi só quando eu entrei na sociedade de uma agência de eventos, e me tornei responsável pelo *mailing* de boa parte das melhores festas da cidade, que a coisa ficou séria, e eu conheci o que era ser a verdadeira Dona da Lista.

Voltaremos a esse tema um pouco mais adiante.

Agora é o momento de dar uma pausa nessa história de poder e glória para mostrar o outro lado da moeda.

Prepare-se para uma grande revelação.

-Eu sofro de bulimia, dismorfia e compulsão alimentar.

(Nossa, Leka, jura? Só eu e o resto do Brasil sabemos disso, né?)

-Ai, pronto, chegou quem faltava.

Apresento a vocês a Grila Provocante, essa vozinha cricri que aparece neste livro com suas falas entre parênteses e em itálico – essas letras inclinadas –, e que eu escuto ao pé do ouvido, mas que não é tão angelical como minha duplinha querida de anjos.

Teremos que conviver com ela aqui, tá? Não vai ter jeito.

(Amei minha apresentação loosho.)

— Credo, Grila, até me perdi!

(Você tava fazendo aquela grande revelação sobre a compulsão alimentar, que não é nenhum segredo. Você não é aquela pessoa que vomitava em rede nacional?)

Sim. Era eu mesma.

E é essa a imagem que ainda seguem fazendo de mim, tantos anos depois, por causa do programa de televisão que me tornou uma pessoa pública.

Não sei se você se lembra, mas ali ficou muito evidente que a Dona da Lista, a Rainha do Lelê, é capaz de se transformar em uma formiguinha indefesa com os pés presos na neve, paralisada, petrificada, diante dessa força imensa que a toma de assalto em muitas, muitas situações.

(Explica melhor, compulsão com o quê?)

Com muita coisa.

A principal delas: um corpo magro.

Muito. Magro. Mesmo.

Buscando raízes: a doce infância dos anos 80

Viver entre o amor à boa mesa e o pânico de dois quilinhos a mais na balança, eis o grande paradoxo, meu dilema pessoal: quicar que nem bolinha de pingue-pongue entre o gelo e o brigadeiro. E foi nessa trilha forjada a fio de navalha que eu teci grande parte da minha vida.

Já fiz muita terapia por causa dessa minha obsessão, buscando causas e mais causas, curas e mais curas, e confesso que ainda estou nessa procura. Olhando para trás, o amor pela comida tem raízes óbvias: minha família é toda de italianos, cresci com fartos almoços de domingo em mesas compridas que acomodavam diversos tipos de massas, carnes, molhos, gorduras, pães, tudo beeem puxado na manteiga (que faz tudo ficar melhor, já notou?) e regado a muito vinho. (Já falamos sobre a presença do vinho nessa história).

Só para se ter uma imagem, minha tia-avó, a nona Josefina, era diabética e passava a semana toda numa dieta super-rígida. Mas todo domingo ela repetia o mesmo ritual: comia tanto que só parava quando o suor começava a escorrer pelas têmporas, e mesmo nesse minuto, se lhe apresentassem um doce bem atraente (nem precisava ser tão atraente assim), ela fazia uma forcinha mínima de resistência, e, logo em seguida, muito sorridente, respondia:

— Pra não fazer desfeita, vou experimentar só um pouquinho!

Ela era uma velhinha fofa, de olhos azuis bem clarinhos e cabelinho de algodão. Mas na hora de comer, perdia o ar de inocência, ganhava uma força primitiva e se jogava com tudo na orgia alimentar que eram aqueles almoços de domingo. Ao final, adotava de novo a postura de velhinha inocente, beeeem lentamente saía da mesa, sentava-se numa velha cadeira de balanço, onde se acomodava sempre na mesma posição - cruzando as duas mãos sobre o peito, que ficava só bem pouquinho acima do grande barrigão que nutria generosamente –, soltava um suspiro bem profundo que acabava num assobio e dizia:

— Ai! Como eu comi!

Nessa hora eu sempre tinha vontade de dizer "JURA?!", que era a síntese do meu espanto. Aquele ritual todo despertava na menina que eu era um misto de medo, graça e curiosidade.

De todo quadro familiar, a única figura que destoava dessa ode ao prazer sem culpa era uma outra tia, a tia Jô. Ela parecia o avesso da nona Josefina. Era uma parente mais distante, mas que, às vezes, era convidada para os almoços de domingo. Parecia uma personagem dos livros do Roald Dahl, aquele autor inglês que escreveu *A fantástica fábrica de chocolate* e *Matilda*. Uma velhinha com papadas e que rogava praga como ninguém. Agora imagine essa mesma boca santa falando, com total convicção, que a gordura era uma coisa pavorosa. Que ela tinha horror de gente gorda. Imagine uma praga dessas. Tia Jô, mais que gordofóbica, era gordo*killer*. Na sua presença, a menininha que eu fui sentia calafrios, mas não deixava de comer a sobremesa, só que mais escondido.

Essa menina... Resolvi chamá-la de Lolla. A pequena Leka Lolla. Uma gorduchinha fofucha que me acompanha pela vida toda, e sempre se divertiu muito com todas essas personagens da minha história familiar, com todas as cenas que ela assistia, no fundo da sala, como a um filme, enquanto comia um sonho com um prazer impossível de se descrever.

Lolla sempre cedia às suas vontades com a mesma intensidade com que eu adoro ceder às minhas. Ao mesmo tempo, ela sempre despertou em mim um certo nojo, misturado com aquele amargo que só um medo sincero faz sentir.

(Credo, Leka, por que não deixar a pobre da Lolla em paz?)

— Pois é, Grila. Ela também me pergunta isso todos os dias...

Continuando a caça do maligno evento responsável pela minha obsessão, lembrei-me de um pediatra com quem eu me consultava, outro ser absolutamente gordofóbico, esse com certificado e tudo.

Eu me lembro da cena como se fosse hoje: as crianças gordinhas, torturadas por antecipação na sua sala de espera, choravam de medo, porque ele esculhambava qualquer pessoa que julgava ser gorda, independentemente da idade. Lembro-me também da tensão que guardava o momento em que, depois da pesagem, ele consultava uma tabelinha do mal... (tenho pra mim que era uma edição da Vogue... ele devia ver uma foto da Kate Moss e achar a criança gordinha o fim da picada!). Depois desse terrorismo, vinha o prêmio ou a punição: se o ganho de peso estivesse dentro do esperado, a gente podia ver desenho animado num megaprojetor supermoderno, e ainda ganhava pipoca e um pirulito enquanto o doutor conversava com a orgulhosa mamãe. Mas... se a tabela demonstrasse uma coisa horrorosa, terrível, proibida... a heresia dos pontos a mais... a pobre criança ganhava uma cenoura (sim, você leu direito), ouvia um sermão da santa inquisição e ia pra uma sala ver um filme chato sobre alimentação numa TV bem velha. Acho que eu não preciso nem dizer que nessa segunda sala sempre ficavam os mais gordinhos, que, em sua maioria, odiaaaavam as cenouras.

Se fosse hoje, ele seria preso. Mas, naquela época, ele era um exemplo de médico.

(Anos 1980, I love you.)

— Você fala isso porque é só uma voz que nunca precisou se pesar!

(Ah, o que eu não daria por um corpo pra chamar de meu...)

E por falar dessa minha geração purpurina, untada de gel *new wave* e abençoada pelo cometa Halley, vamos citar outro ícone gerador de obsessão: as aulas de balé[1], o clube top entre as meninas, e lugar traumatizante para as não longilíneas. Um celeiro de divas plumadas forjadas a ferro e fogo, com elasticidade muscular arduamente conquistada graças à pressão das professoras, que colocavam todo seu peso (que não era muito, mas significativo) sobre a pobre coluna das meninas, rendendo-as ao chão como quem faz dobradura em papelão.

Mas aquele era apenas um pequeno sacrifício para conseguir o maior status da época: o poder de ser efêmera, quase inexistente.

Para quem, como eu, que não tinha o biótipo de bailarina, conquistar esse título exigia mais privações. Foi quando vi, enquanto me vestia para as aulas, as meninas suuuupermagras se enrolando em plásticos que as fariam suar e "secar". Se hoje você acha isso bizarro, te falo que naquela época ninguém via o menor problema, afinal, para que existiam as saunas? Suar era saudável, não importava como.

Lá longe, bem de longe, eu tinha um leve pressentimento de que não havia nascido para ser embrulhada que nem um pernil, mas isso não foi suficiente para que eu me rebelasse. Talvez aquele estranhamento fosse um eco de Jojô e Juju gritando, impotentes, nas minhas orelhas, mas a sedução de pertencer àquele seleto clube falava bem mais alto. Obediente, cedi ao ritual de embelezamento, com aquele plástico embalando todos os meus poros, com lycra por cima, em meia-calça com *collant*. Praticamente uma super-heroína.

---

1 Para deixar claro, esse comentário refere-se às aulas de balé dos anos 1980. Imagino (e espero) que hoje as escolas tenham adquirido mais consciência.

Mesmo assim, num belo dia, minha professora me chamou num canto e me deu a sentença: apesar de todos os meus esforços, eu não havia nascido na dinastia das fadas. Como eu tinha pernas grossas, segundo seu julgamento, eu deveria tentar outra forma de dança.

Eu li perfeitamente, no olhar que ela me lançava, a triste verdade: ela jamais veria em mim uma menina capaz de aprender a arte dos corpos desafiando a gravidade. "*Isso aqui não é pra você, menina de pernas grossas, entenda logo de uma vez...*", seu silêncio insistia.

Após essa constatação, de pé naquela sala espelhada, embalada em plástico, suor, de tutu e tudo, experimentei a dor do meu primeiro banimento.

(Caiu uma lágrima dos meus olhos.)

— Você não tem olhos, só pra te lembrar...

(Pode até não parecer, mas sou sensível.)

— Sabe como eu me senti? Igual àquela elefantinha da Disney.

(Ué, o problema do elefante da Disney não eram as orelhas?)

— Eu não tô falando do Dumbo. Aliás, o problema dele só eram as orelhas porque era macho.

(Concordo.)

— A bailarina do Fantasia não era uma elefantinha?
Sempre pegam no pé dos elefantes.

(Não, era hipopótamo.)

— Elas também sofrem...

(As baleias também não têm perdão. Sabe quantas meninas ganharam o apelido de Orca na escola nessa época?)

— Essa imagem da hipobailarina me assombrou por anos, sabia?

(Foi feita pra isso, né? As gordas, como sempre, servindo ao cômico pelo contraste.)

— O papel que sobra é sempre o da amiga engraçada.

(Pelo menos podem ter pereba, pentelho e marca de vacina.)

— Mas eu queria taaaaaanto ser a bailarina!

(Oh, deusas! Por que nós, mulheres, impomos a nós mesmas esses modelos insanos?)

— Ah, Grila!... é a busca pela insustentável leveza da essência feminina.

(Afffff, a perfeição é um saco!)

Mas aquele era um lugar de poder. Então, é lógico que eu queria muuuito estar ali. Mas, naquele dia, percebi que a letra A não me daria acesso a todos os lugares em que eu queria estar.

Entendi que aquele AA, a credencial *All Access*, só viria pendurada num corpo esquelético.

Guardei aquela informação no mais profundo canto do meu ser.

E fui pro jazz.

(What a feeling...)

Esse lindo passeio pelos traumas invisíveis, que o espírito da época nos fazia engolir com Keep Cooler, não parou aí.

Como não poderia faltar um pouco de machismo nesse cardápio, também fui brindada pelo julgamento de um namoradinho que tive na adolescência.

Numa certa ocasião, ele me disse, com sua autoridade autoconcedida de macho alfa, que eu estava "um pouco gordinha".

Oooooooi?

(Gordinha: adjetivo indefinido. Destina-se a retratar uma pessoa que não pertence mais à legião das magras, mas que ainda não pode ter a dignidade de ocupar o lugar de gorda. Lugar sem lugar. Detestável definição. Ponto.)

— Fofo, isso era uma ilusão de ótica. Aquela cafonália de calças semibags que usávamos na época é que não favoreciam! — eu disse, para o vácuo, depois de anos de sofrimento. — E mesmo que eu estivesse gordinha, criatura, o que você tinha a ver com isso?

Por que, oh, por que, amigas, damos poder a esse tipo de julgamento?

(Aiiin, Leka, mas eu pensei que você sempre tivesse sido uma mulher empoderada!)

— Hã, hã! Senta lá, Grila.

Já, já falaremos mais sobre isso.

O tal do empodeyramentoh.

*

Antes, precisamos falar sobre dieta.

Ou, como diziam antigamente, regime.

Isso era uma coisa tão trivial, que era quase um hábito de higiene. Falava-se de cortar calorias como quem corta a unha. Tinha uma espécie de *status*, como uma prova de superação diária.

Isso começou muito antes da morte do papagaio tenor. Até Clarice Lispector, que nem parecia pisar neste mundo, lá pelos anos 1960, numa carta bem íntima endereçada ao filho, relata um passeio pelo Largo do Boticário e encerra triunfalmente com "estou fazendo um regime para emagrecer, e se Deus quiser voltarei ao peso antigo".

Afinal, uma vida sem desafios não tem graça, né?

É claro que todo esse furor não era endereçado ao público masculino. Onde já se viu privar um homem dos seus prazeres? Eram as mulheres que precisavam padecer, óbvio, as degredadas filhas de Eva! Afinal, depois da revolução feminista, precisavam inventar alguma coisa para que a gente pudesse se ocupar, uma vez que o mito da casa de bonecas recheada de coloridos eletrodomésticos já não colava mais. Nada melhor para desviar o afã de inserção na esfera masculina (ops, social) do que a preocupação com a própria aparência e – por que não? – uma certa competiçãozinha, para apimentar ainda mais a adesão a essa prova de pertencimento ao "mundo lá fora".

Todas. Nós. Caímos. Nessa.

Para os homens, nenhum regime era muito sério. Afinal, uma pança poderia até ter seu charme – o gato Garfield que o diga –, mas para uma mulher era algo imperdoável. "As feias que me desculpem, mas beleza é fundamental"– não era assim a fala do poeta? Agora me diz, você quer ser a eterna musa de Ipanema ou a gordita que tem que bater nos amigos com um coelho para ganhar seu lugar no mundo?

Hummmm... pergunta fácil, néam?

(Mônica, todo meu respeito.)

Nessa linha, palavras como "desleixada" ou até mesmo "desmantelada" começaram a povoar um vocabulário terrorista, comum inclusive entre as próprias vítimas, e a tal "feiura feminina" saiu do campo da poesia, passando a ser coisa do cão ou motivo de piada. A mulher do Nazareno que o diga.

(Não, não estou falando de Maria Madalena. Essa aí era uma personagem cômica – ops, misógina – de um programa de televisão.)

(Aliás, amiga, o que era esse pesadelo que chamavam de humor?)

— O pior, Grila, é que o nome dessa personagem era Sofia.

(Googlei. Assisti. Vomitei. Morri. Por favor, me dê um enterro digno.)

Com esse ambiente tão entusiasta da "boa forma", seria praticamente impossível passar incólume a esse modelo, atirado como serpentina por todos os lados. Por isso, apesar de meu peso sempre ter sido normal, bastou chegar a tal puberdade para que eu começasse a me sentir... gorda! Olha só que surpresa!

Mas, na minha história, esse negócio foi ficando cada vez mais complicado. Aquela sensação de inadequação mais ou menos comum a todas as meninas que respiravam oxigênio nos anos 1980 passou, no meu caso, por um turbo superfermentador, levando aquela tensão latente a um estágio mais operístico, superlativo, exagerado, tornando tudo um pouco pior. Tipo o mundo invertido do Stranger Things mesmo. *Upside down.*

Down. Down. Down.

Mas essa sensação, naquela época, não tinha nome.

Para alguns, como o Dr. Cenourinha, esse mal-estar indefinível era sinônimo de bom senso. Para outros, era "frescura". E para praticamente a humanidade inteira, era um problema individual, e não uma questão social. Ou estrutural.

Ou seja, não importava a quantidade de porcarias que nos vendiam como cultura pop, não importavam as propagandas, os *jingles*, os modismos da cantina da escola, as lanchonetes clonadas do *American Way of Life*... Se você, boba e desavisada, tivesse passado duas vezes na fila da gula antes de nascer, ou fosse premiada com a infeliz tendência para ganhar peso, o problema era todo seu. Você que lutasse. Ou melhor, que minguasse. Afinal, se nem todas nasceram com um biótipo magro (como as efêmeras bailarinas que sobraram naquela turma), nada que uma restriçãozinha alimentar não pudesse resolver. Era só uma questão de ter força de vontade.

Isso era comigo mesmo: poder sobre o corpo, aí vamos nós!

(Biohackers, morram de inveja!)

— Não atrapalha, Grila, não era você que tava morta?

(Ah, não, resolvi ressuscitar.
Seu inferno é mais divertido.)

Onde é que eu estava mesmo?

Ah, é. Na minha grande missão.

Buscquei, então, meu primeiro grupo de ajuda para perder peso. E como eu não me enfiaria numa presepada dessa sozinha, levei uma amiga "cheinha"[2], a quem prometi que, todas as segundas, após as reuniões, se conseguíssemos vencer a balança, teríamos uma tarde de FB[3] total.

---

2 Pior eufemismo ever, substituto do já citado "gordinha".

3 FB = Farra do Boi: nome que eu dou às orgias alimentares sem limites. É o famoso "comer até o cu fazer bico".

Assim foi por um tempo: começamos a frequentar aqueles encontros, e, caso o ponteiro da balança abaixasse, além de sermos aplaudidas pelo grupo de senhoras que se encontravam no salão da igreja do bairro, nos permitiríamos passar na padaria e comprar tudo que tínhamos vontade de comer. E comíamos tão escondido que, se fôssemos flagradas, tenho certeza de que achariam que estávamos usando drogas ou fazendo algo muito ilegal.

Anos depois, descobri que essa ilegalidade toda era o princípio de uma relação compulsiva com a comida. E foram muitas semanas até que eu percebesse que minha amiga, apesar de sempre pesar menos que as outras do grupo, não parecia ter emagrecido nem um grama! Aquela doce rebelde não tinha a menor pretensão de emagrecer – o que ela amava mesmo era o ritual da comilança das segundas à tarde. Algum tempo depois, eu descobri que ela sempre ia para as reuniões com pesinhos no bolso, que eram retirados a cada semana enquanto ela se deleitava com os aplausos do grupo, as porções generosas de carolinas e latas de leite condensado.

E eu, além da guerra entre o desejo e a expectativa, ganhei uma gangorra: ora restrição, ora exagero. Um vaivém encantador, tal qual um canto de sereia.

Assim começou minha odisseia pelo mundo da magreza, cercada por deuses e deusas dos muitos mitos que me conformaram.

*

O primeiro desses mitos é o da beleza eterna, que tem muito mais a ver com *A Pequena Sereia* do que com a própria Afrodite, ou Vênus, as verdadeiras deusas do amor. Navegando por esses mares de deusas e sonhos, me joguei numa espécie de túnel no tempo e, de onda em onda, fui parar numa praia.

Então eu a vi.

Não mais a menina, a pequena Lolla. Já era a moça.

Lembro-me bem daquele dia, em que tudo poderia ter sido bom. Eu tinha uns 17 anos e estava cercada de gente. Uma turma barulhenta e feliz que preenchia cada canto daquele pedaço de areia com uma curiosidade juvenil que quase se podia tocar, que inundava o ar com sua música e sua conversa e que me fez perguntar em que momento da minha vida eu deixei de ser a menina que ria e me tornaria a mulher que teme.

Lá estava ela, a Leka menina-moça, no meio dessa transição. Ela sorria, mas já calculava seu melhor ângulo. Nesse pedacinho de tempo em que nossos momentos se tocaram, eu a vi em profundidade e senti sua dor. Olhei tanto pra ela! De um jeito que eu sabia que ninguém nunca a havia olhado antes.

Vi que ela ficou sozinha na areia quando todos os seus amigos correram em direção ao mar, brincando, felizes. Testemunhei o momento em que ela ajeitava seu biquíni, querendo também brincar nas águas, mas resignada a posar na cadeira, onde se sentou numa estudadíssima posição que escondia certas partes do seu corpo. E, nessa postura calculadamente casual, ela permaneceu ao longo do dia. Quando seus amigos voltaram do mar. Quando eles foram comprar um picolé. Quando jogaram frescobol. Em todos os momentos em que seus corpos ficaram livres.

Vi quando uma amiga, bem magrinha, se aproximou, convidando-a a se levantar e desconstruir sua pose estrategicamente espontânea. E então eu senti seus tremores invisíveis sob seu maiô azul, engatilhados pela ameaça que ela sentia com toda aquela exposição. Apenas existir ali, com pouca roupa, e ao ar livre. Engoli a seco quando senti sua agonia ao tentar tapar tudo ao mesmo tempo e também senti sua angústia quando ela não conseguiu se cobrir. Tive um impulso de tentar dar a ela algo que acabasse com aquela aflição, porque parecia que sua respiração a levava pra bem longe do seu estado de presença. Mas ela ainda não me via. Nem poderia. Estava totalmente absorta num espaço que nem era o meu, nem o dela.

Então, finalmente, eu a vi construir, enquanto olhava para o chão enterrando seus pés na areia fofa, um esconderijo em si mesma, onde talvez pudesse ficar enterrada e invisível como seus pés. Nossa, como seria bom... Seu desejo era tão visível que é difícil entender como ninguém percebeu. E ninguém percebeu. Nem quando ela quase chorou esperando sozinha (e discretamente) a turma ir andando na frente, enquanto vestia sua roupa, melhor dizendo, sua capa protetora.

Então eu soube que aquela seria a única chance para falar com ela. E eu tinha tanto pra falar!

— Menina, eu preciso te contar as muitas coisas que os anos já me mostraram... Preste atenção nas minhas palavras, porque eu já estive no seu lugar, e também no lugar daquela sua amiga magrinha, e daquela outra que ficou bêbada e beijou aquele menino pra quem você tanto olhava. Já estive no lugar daquela atleta que jogava frescobol à beira-mar com um corpão sarado, e também no lugar da loirinha que tentava ser a mais legal mostrando sempre preocupação com toda a turma... Você, moça, irá viver todos esses papéis, e muitos outros...

Mas ela não me escutou. Estava distante, paralisada. Com lágrimas que marejavam de seus olhos, indiferentes à sua vontade, olhando para aquele horizonte num grito silencioso, esmagado. Ela comprou uns biscoitos de um ambulante que perguntou a ela se precisava de alguma coisa. Precisava? Como seria bom se dissolver naquele azul, se ao menos seu maiô pudesse se fundir no mar... E comeu tão feroz e rapidamente que até eu, que já vivi essa cena tantas e tantas vezes, me assustei. E, quando ela acabou, novamente me aproximei.

Então eu falei: moça, mesmo sem saber se você me ouvia, eu estava ali por você. E isso pareceu ser o suficiente pra que seu mundo caísse no meu colo, enquanto você desabava em meus braços com um choro sofrido e longo, que dizia tanto sobre nós... E, enquanto eu acarinhava seus cabelos, você respirava um ar menos pesado, como se a minha compreensão fosse capaz de te consolar. Pelo menos um pouco.

Eu te disse que, se eu pudesse voltar atrás, eu correria pela areia sem me importar com celulites ou gorduras, e não gastaria tanta energia me esforçando pra ser alguém que não encontrava em mim. Eu não falava apenas para te consolar, era movida por uma urgência em te mostrar que essa era a nossa única chance de não traçar um caminho de prisão, incompreensão e dor, porque, acredite, a vida não cobra perfeição, e, sim, coragem.

Confesso: quando disse que faria diferente, eu menti. Porque não posso voltar atrás e porque ainda não tenho a chave para mudar esse jogo e, mesmo voltando no tempo, fazer diferente. Mas não resisti a essa pequena inverdade, porque queria te ver bem. Queria te dar esperança. Você iluminou seu rosto naquele breve momento em que te vi sorrir! Ah, se você soubesse como fica bonita quando ri espontaneamente, entenderia quanto eu lamento que a preocupação em parecer perfeita te roube a paz.

Eu preciso te dizer, como tantos já disseram, que esse corpo do qual você tanto se envergonha é lindo. E mesmo se ele não fosse lindo, seria belo simplesmente pelo fato de ser saudável, estar vivo e ser capaz de transportar e acompanhar quem você realmente é em tudo o que você faz. É seu instrumento mais poderoso. Será o santuário que formará sua família, será alimento para os seus filhos. Merece todo o seu respeito e amor. Eu gostaria muito que você pudesse se ver com os olhos de uma mulher de 40 e poucos anos... Porque talvez então você percebesse o tanto que merece ser amada, a começar por você mesma.

Queria te contar sobre tantas outras coisas, moça... que você se colocará em muitas e muitas ciladas nessa sua busca externa por aceitação. Gostaria que você entendesse agora o que levei anos para perceber: que ninguém, por mais competente que seja, conseguirá fazer você se sentir bem. Essa tarefa é sua. Mas você terá que brigar por ela. Um padrão de beleza não pode e não deve ditar o rumo de uma vida. Hoje ele chega por revistas, pela televisão, pelas piadas dos seus amigos, pela fofoca das meninas... Mais pra frente, no meu tempo, virá pelas mesmas fontes, e algumas outras mais, que serão chamadas de aplicativos. E eu te imploro para que nos livre desse fardo... para que, quando chegarmos aos 50, possamos ouvir outra música...

Mas, em algum lugar, eu sei que você terá que viver tudo isso que eu vivi.

Foi essa a linha que me trouxe aqui, nesse hiato de reflexão.

Então, apenas saiba: estarei aqui por você. E vamos juntas enfrentar esse monstro ainda sem rosto. Apenas ainda.

Enquanto isso, lá no céu:

JUJU
Jojô, você tá com cara de final de novela.

JOJÔ
Fico sempre emocionado com essas cenas.

JUJU
Pelo menos agora ela sabe como a gente se sente.
Falar sem ser escutado é a nossa especialidade.

JOJÔ
Credo, Juju, e anjo lá é rancoroso?

JUJU
Quem disse que é rancor? É só uma pequena verdade...

JOJÔ
Estamos aqui pra isso, uma hora a bicha escuta.

JUJU
Ainda bem que nosso tempo é eterno, né?

A moça seguiu seu rumo. O meu.

No meio de tantos delírios, de idas e vindas nessa linha do tempo, algo muito sutil começou a acontecer: passei a pressentir uma outra presença, uma voz chamando de longe. E assim como eu falei com a moça, de algum modo ela apareceu. Não sei qual é o seu nome, mas foi assim que ela se apresentou: uma Velha.

(Para não ser desrespeitosa, eu a chamei de Velha Senhora.)

Um dia, enquanto eu estava amargando um "momento tatu-bola" da minha compulsão, ela conseguiu furar minha barreira e falou comigo assim:

— Ei, psiu! Vem!
— Não sei se consigo sair daqui! — eu tava sendo sincera.
— Vai passar a vida toda nesse drama, minha filha? Não tá cansada disso, não?
— Ué, fazer o quê? Tem jeito?
— Parada aí é que você não vai descobrir, né? Pega a estrada e vem!

— A estrada das pedras amarelas?

— Tá achando que o caminho é fácil? Não tem pavimentação, não, flor, vai ter que vir pela floresta mesmo.

— Aquela que tem o lobo?

— Exatamente!

— E não é perigoso?

— Claro que é!

— E tudo bem correr esse risco?

— Ué! E você nasceu pra quê?

Então aconteceu o que era evidente: no caminho pra casa da avó, a menina que carregava a chaminha não seguiu o caminho seguro. Retinho.

(Afinal, eram tão lindas as flores daquela floresta...
e ela era tão jovem, não havia pressa.)

Seguindo seu pulso, caiu pra dentro da mata.
O que será que encontraria por lá?

Uma grande, enorme, imensa, super
(Intensa)
Megafesta.

2º MOVIMENTO

GERAÇÃO ILIMITADA

Um sonho de liberdade

Preciso ser justa: não só de dores e horrores viveram os anos 1980. Foi também um tempo de muito riso, Zelda Scott, Blitz, TV Pirata e rock and roll, tempo de andar sem cinto de segurança e voar de bicicleta com extraterrestres. Os ecos da contracultura ainda ressoavam, e, apesar da ditadura (que, sim, existiiiiiiuuuu, é sempre bom lembrar), aquele era o começo da redemocratização.

Diretas já.

Todo o ímpeto de liberdade que gritava desde os anos 1960 foi destampado. A bebida amarga daquele cálice opressivo não era mais derramada goela abaixo, e, aparentemente, a roda-viva já não girava mais. Os exilados estavam voltando. Os ventos haviam mudado, apesar da Guerra Fria e dos filmes de apocalipse, e tudo aquilo perfumava a atmosfera, como a voz de Freddy Mercury naquela tela de televisão gigante de um *lobby* de hotel em Águas de Lindoia, onde, numa tarde, eu assisti com meus pais à eleição de Tancredo. Logo depois fui possuída pelo Rock in Rio, que fervia com um Fred em chamas embrulhado na bandeira do Brasil, cena que cristalizou meu olhar infantil e ficou tatuada na minha alma pra sempre, enquanto Cazuza, enérgico, levantava os milhões de "menores abandonados" que soltavam suas vozes recém-libertas em hinos cheios de irreverência e poesia.

O Ano Internacional da Juventude.

Eu ainda não era uma jovem, mas essa energia me pegou de jeito, ecoando essa sede de liberdade em todos os cantinhos do meu ser. Definitivamente.

O poder, finalmente, voltava às nossas mãos.

O psicodelismo mutante dos 1970 dançando com a irreverência dos 1980, e esse era o clima que começava a despontar no horizonte. Riso. Esperança. Renovação.

LIBERDADE

Isso, para mim, era essencial.

Tenho alma dançarina e espírito tropicalista. Meu sangue é cor-de-rosa *glitter*.

Limite é para fracos. Eu nasci pra me esparramar.

(Nofa!!! Poderosaaahhhhh.)

Dá licença? É meu momento de apoteose.

(Fica à vontade, só tô aqui aplaudindo...)

—Te conheço, Grila. Você não dá ponto sem nó.

(Vai passando a mão na bunda do guarda e vamos ver aonde você vai parar...)

— Cê tá que nem minha tia Jô, julgando e rogando praga.

(Que a deusa nos livre. Tô só dizendo que de tanto proibir o proibido pode ser que a proibição comece a cagar regra.)

— Ah, pronto, agora resolveu falar difícil.

(Por quê? É proibido?)

— Você às vezes é insuportável.

(De nada.)

— Alá. E ainda quer ter a última palavra!

(.)

Com todo esse ímpeto que eu trouxe na minha bagagem, uma coisa de que eu nunca duvidei é que eu seria uma mulher independente. Essa era, para mim, a principal meta.

Aprendi a dirigir aos 13 anos, e com 18 já arrendava uma pousada em Trancoso, na Bahia, com um dinheiro que havia ganhado no bingo. Sim, no bingo. A Bahia sempre foi meu pedacinho de céu na terra. Tenho uma relação de amor e amor com esse lugar; se eu pudesse, moraria lá, apesar das minhas fortes raízes fincadas no Brás e enramadas no Paraíso.

Para quem não parava em sala de aula no ensino médio, imagine quando cheguei à faculdade. Eu queria tudo, queria estar em todos os lugares possíveis, queria ser a Rainha do Mundo. Mas, como a gente só ganha uma vida de cada vez, a única forma que eu encontrei de negociar essa regra e viver muitas vidas em uma foi me tornar atriz.

O palco, definitivamente, sempre foi a minha casa.

Essa foi outra barganha. Meu pai disse que só pagaria meu curso de teatro se eu entrasse na faculdade, então prestei logo quatro, uma de cada tipo, e a primeira que me disse sim levou a minha matrícula. Comércio Exterior. Depois fiz também Jornalismo. Não me pergunte sobre as aulas dessa época, porque em geral eu largava meu corpo na classe e ia fazer outra coisa. Ou, às vezes, levava ele junto, balada era o que não faltava, uísque muito menos. Não sei se por efeito de ter minhas células infantis banhadas em vinho na chupeta (lembra?), eu havia me tornado uma espécie de X-Woman resistente ao álcool, meu fígado era de ferro, e eu bebia mais que qualquer irlandês, caminhando no salto sem perder a linha.

(.)

— Que foi?

(Nada, foi só pra não perder o ponto.)

— Piada ruim não vale.

(Tem razão, perdi a linha.)

— E passou do ponto.

(Ok, você venceu.)

Como já disse anteriormente, minha mãe, boa católica que sempre foi, não só me fez frequentar a igreja, como também fazer parte de encontros de jovens. Aprendi a tocar violão para cantar nas missas, conhecia todos os casais dos encontros que os meus pais coordenavam, e, como se fosse pouco, fiz pelo menos uns 20 cursos de noivos antes mesmo de sonhar em me casar (meus pais eram responsáveis por mais essa área da igreja).

A fé da minha mãe sempre foi inabalável, e quase do mesmo jeito que ela acreditava em Deus, ela acreditava em mim. O que sempre me fez ter uma vontade imensa de não desapontá-la. Já meu pai, no fundo, no fundo, acho que via tanto dele em mim, que às vezes preferia não olhar. Esse cenário, somado ao fato de eu ser filha única, fez com que eu tivesse total controle da minha liberdade (ou descontrole). E apesar de minha mãe ter calos nos joelhos de tanto rezar pro meu anjo da guarda, meus pais nunca me cercearam.

Várias vezes me perguntei a qual fato devo atribuir a bênção de nunca ter experimentado as tais drogas ilícitas. Acho que isso se deu menos por moralismo (não passei nessa fila) e mais por trauma mesmo. Primeiro porque minha mãe - com seus métodos de choque - me fez assistir a uma palestra superforte sobre drogas (indicada pra 16 anos) aos 11, o que me trouxe um perfume do inferno. Essa impressão foi ainda mais intensificada quando, numa tarde, passei na videolocadora do bairro com uma amiga do prédio, e falsificamos RGs pra alugar *Eu, Cristiane F, drogada e prostituída,* um ato ilegal que me fez conhecer a personagem que eu sempre julguei mil vezes mais horripilante do que a menina de *O Exorcista* girando a cabeça. As cenas e o cenário sombrio povoaram a minha mente por anos, me lembrando sempre de um lugar onde eu jamais gostaria de pisar nem com a ponta da unha do pé. Minha alma foi marcada pelo pesadelo de cair naquela vala de uma forma muito séria. Como se eu soubesse que, pra mim, se aquilo acontecesse, seria um caminho sem volta. (Do jeito que eu sou exagerada pra tudo, acho que foi esse medo, somado às orações da minha mãe, que me livrou da morte.)

Mas, como já contei aqui, o mesmo não acontecia com as drogas lícitas. Nem pra mim, nem pra ninguém. Se você reparar bem, nós somos uma geração de alcoólatras.

Se na faculdade eu já bebia (socialmente) noite adentro como se não houvesse amanhã, foi num ensaio de teatro que eu descobri uma nova função para esse hábito: desligar aquela maldita voz repressora que, desde a puberdade, passou a me reprimir, e que, por falta de nome melhor, eu comecei a chamar de autocrítica. (Mais tarde eu entendi que ela tinha uma personalidade própria, com um tom de censura pior que o da tia Jô, e falarei disso mais pra frente...)

Com a bebida (eureca!), ela suavizava.

Era quase mágico: quanto mais o teor etílico subia, mais ela silenciava.

Sem esse ruído, eu fluía muito mais. Rendia que era uma beleza. Adentrava minhas tardes embebida de Nelson Rodrigues, encarnando a Sônia, personagem da *Valsa nº 6*. Com aquela bênção líquida, a menina-moça, paralisada na praia, arrancava seus pés da areia e esquecia da sua vida de estátua, sorrindo de braços abertos, abrindo espaço para a artista. Livre da pose, corria para a praia, feliz, pro abraço, se jogava na lama, no texto, em tudo o que fosse. Sem medo. Sem orgulho. Sem vergonha.

Ah, não vou mentir: como era bom me entregar assim!

O teatro me pegou de jeito. Vocação confirmada. Após a formação no Macunaíma, passei pro Célia Helena, e depois prestei EAD, a Escola de Arte Dramática sediada na USP, beeeeem concorrida. Passei até a última fase. Faltava só mais uma prova, quando recebi outra proposta, igualmente boa: uma oportunidade de passar um ano nos Estados Unidos. Hospedagem gratuita, garantida por uma amiga. Daí não deu pra resistir, né?

Fiz a malinha e me mandei pra lá.

Para pagar as despesas e meu curso de inglês, trabalhei com um pouco de tudo: fiz tradução, dei aulas de música (estudei piano clássico durante anos, além do violão da igreja) e cheguei até a assistir a aulas abertas no Actors Studio. Além de atriz eu tocava piano e dançava, (não balé clássico, pelas razões já declaradas), e estava determinada a dedicar a minha vida à arte. Estava realmente construindo meu sonho, e me entregando totalmente a ele.

Só quem trabalha com isso sabe quanto é enganoso o discurso de que a "vida de cigarra é fácil", um preconceito plantado que gerou, recentemente, um grande retrocesso na cultura do nosso país. Na boa, esse argumento é puro recalque, ignorância, ou medo das portas que o mundo criativo pode escancarar.

E mais: a gente rala, e muito, para poder fazer a festa de muita gente. Essa formação não acontece de um dia para o outro e, além de tudo, exige muito tempo e investimento.

O primeiro recurso eu tinha. O segundo, teria que cavar.

Mas minha família me colocava em um cenário que, eu sabia, dependia só de mim. Para o bem e para o mal. E eu sempre fui ambiciosa e fuçada. (Antigamente eu chamava de fuçada, mas hoje essa qualidade que fez muitas mulheres se tornarem econômica e socialmente relevantes ganhou uma alcunha mais glamorosa – empreendedora.) Que não se ofenda a classe a que honradamente posso dizer que pertenço desde antes que ela tivesse nome, mas ainda sou das que acreditam que só é preciso nascer com um certo "olhar", e com muita vontade e força de trabalho, e a mágica acontece. E entendi, naquela época, que esse talento me garantiria a tão sonhada independência, que poderia patrocinar minha vocação.

E assim começou uma nova fase da minha vida.

Não sei se a mais louca de todas, mas a mais delirante, com toda a certeza.

Todo glamour tem seu porão

Minha família, que emigrou da Itália para o Brasil, se estabeleceu na região do Brás, zona leste de São Paulo. À medida que os anos foram passando, eles foram acumulando dinheiro e propriedades.

Meu nono era o braço forte de trabalho, mas a interferência da minha nona sempre foi determinante para o sucesso financeiro da família. Ela tinha o tal olhar batizado hoje como empreendedor; era forte e uma negociante de mão-cheia. Cobrava dívidas e aluguéis sem pudores, e levava todos na rédea curta, aplicando o melhor modelo de família matriarcal italiana da época. De tudo isso, eu herdei não apenas esse olhar, mas também algumas propriedades.

Uma delas, em especial, mudou o curso da minha vida. Era o galpão onde eles começaram a vida aqui no Brasil, uma propriedade que teve uma influência tão forte na minha vida e de toda a família Begliomini, que parecia ter vida própria entre nós. Essa propriedade fica numa rua chamada Barão de Ladário, e por isso era carinhosamente chamada por todos da família como "a propriedade da Barão". Nossa relação com esse pedaço de terra sempre foi tão forte que, muitas vezes, ela regeu relacionamentos, desavenças, uniu e separou, abençoou e amaldiçoou. Eu cresci ouvindo da minha nona, que àquela altura da vida já tinha muitas outras propriedades, que essas até poderiam sair das nossas mãos, mas que a tal "propriedade da Barão" era como a galinha dos ovos de ouro dos Begliomini. Tudo o mais podia ser vendido caso fosse necessário, mas a Barão não. A Barão jamais! Enquanto houvesse a Barão estaríamos juntos, protegidos e recomeçaríamos (quantas vezes fossem necessárias) uma história próspera. A Barão era a Tara dos O'Hara para os Begliomini (lembra de *E o vento levou?*).

E, por incrível que pareça, o acaso fez com que, na minha vida, esse pedaço de terra tivesse mesmo muita importância. Tudo começou quando precisei estagiar pro meu curso de Comércio Exterior, e quem me empregou foi o inquilino da nona que trabalhava com produtos químicos importados para beneficiamento têxtil. Meu primeiro emprego. E quando resolvi empreender de verdade, a Barão abrigou meu primeiro negócio, que se deu mais pela necessidade de manter as terras na família do que por sonho ou planejamento.

Com a morte dos meus avós, como acontece muito entre herdeiros, cada um tinha um objetivo, e falava-se muito da venda dessa propriedade. Eu morria de medo dessa venda. Tomava por verdade absoluta a profecia da minha nona e precisava impedir que eles matassem nossa galinha dos ovos dourados. Era uma fase ruim para aluguéis na região, e todos nós estávamos traumatizados, pois os últimos inquilinos (meus ex-chefes) haviam entregado a Barão toda destruída, e tinham tantas dívidas que alguns ex-funcionários invadiram o galpão e não queriam mais sair até receber o que lhes era devido. Foi uma briga feia para conseguir deixar nossa querida Barão tinindo de novo.

Era compreensível o desejo de venda, mas eu não tirava da cabeça as palavras da nona, *não me vendam a Barão por nada!*, e propus eu mesma alugar a tal propriedade do meu pai e tios. Eu precisava impedi-los de cometer aquela heresia! Depois de algumas discussões, eles toparam e eu consegui. Assim, depois de muito quebrar a cabeça pensando em que transformar aquela terra, resolvi abrir um estacionamento.

Meu primeiro negócio sério.

Na Barão. No Brás.

No centro da bandidagem, onde fabricam golpes de todas as naturezas com a mesma naturalidade de quem faz pipoca.

Decidida como Scarlet O'Hara com aquele rabanete na mão, empenhada a fazer aquele empreendimento prosperar, mas sem ter a menor ideia de como aquele submundo funcionava, agi como era do meu feitio: fui com tudo. Além da área do estacionamento propriamente dito, a propriedade ainda contemplava algumas salas que, alugadas, geravam também alguma renda. E para fazer a área render mais, ainda coloquei um lava-rápido e um serviço de *valet*. Convenci uma faculdade, que ficava a uns 100 metros dali, a contratar o tal serviço, argumentando sobre as mil maravilhas que o tal novo serviço de manobristas (na época essa atividade ainda era bem nova) traria maior conforto e segurança aos alunos que estacionassem seus carros na porta do prédio da faculdade.

Como nada dessa envergadura se faz sozinha, e eu sou do tipo que acredita e adora parcerias, chamei um amigo para tocar o *valet* comigo, o Maurinho, um cara que conheci no Paraíso e que, por ser beeeeem menos ingênuo que eu, em poucos dias na área decodificou pra mim toda a malandragem local.

Se você pensa que eu estou falando de personagens sorrateiros que rondavam os botecos de madrugada, eu te falo que a vida real é bem mais interessante e menos óbvia. A coisa estava bem mais perto. Por exemplo, um contador velhinho, Sr. Ari, que alugava uma das minhas salas, que parecia um senhor bem frágil e honesto, e para quem, todas as manhãs eu levava um café fresquinho, adivinha... Ali mesmo ele fazia um esquema de abrir empresas usando CPFs "comprados" de migrantes recém-chegados na região, que não tinham mais nada a perder além do próprio nome. Criava empresas-fantasma, vendia documentação falsa para pessoas a quem chamavam de "tatus", e ainda tinha no seu pacote de serviços um esquema para atestados e um leque interminável de mutretas em geral.

Havia também uma mulher de meia-idade que alugava outra sala para guardar as mercadorias que comprava na região (que é também um conhecido polo de moda), dizendo que as revendia em cidades do interior. Mas a aparentemente inofensiva sacoleira, por trás da fachada das roupas, recrutava meninas recém-chegadas de outros estados para prostituição. Como se não bastasse, outra inquilina era fornecedora de maconha, e o próprio gerente do estacionamento, em noites sem olhos vigilantes, usava o espaço para descarregar cigarros e bebidas roubados, ou trazidos ilegalmente de lugares que até Deus duvida.

Olha que phyno!

Bem. Debaixo. Do. Meu. Nariz.

Toda essa movimentação fervendo a todo o vapor, enquanto eu passeava cantarolando pelos campos de Oz...

Ou seja, amores, a vida não é um tanquinho de areia, ainda mais no centro da metrópole. Mas não pensem que aquilo me intimidou. Eu até poderia ser meio Doroty, mas fujona é coisa que nunca fui. Então, o que eu fiz foi tomar as rédeas da coisa e transformar meu negócio em algo muuuuito lucrativo, pioneiro mesmo. Foi uma fase em que eu poderia perfeitamente ter me tornado um gênio do crime, mas os ventos me levaram para outro tipo de universo.

Quero dizer... aquele *valet* me abriu as portas para um universo igualmente ambíguo, também com um porão gigantesco, mas com um andar térreo muito mais sofisticado.

O mundo triple A.

AAA

VIP VIP VIP

Assim, de dona de estacionamento, eu me tornei a dona do *valet* e passei a *promoter* de festas.

Foi aí que começou minha vida nos domínios da Rainha da Noite.

Um breve manual da pirâmide social. E bota pira nisso!

O Reino da Noite é um mundo vaporoso. Sua (pouca) terra é arenosa, e tudo nele é tão volátil que, para continuar existindo, precisa se ancorar em uma estrutura bastante rígida, obviamente faloalfacêntrica, em cujas costelas de ouro os demais personagens secundários vão se criando.

Para você entender bem como funciona essa cosmogonia, saiba que a divisão em castas é rigorosa. É também um universo com regras próprias, cujo acesso vai sendo liberado de acordo com seu quilate na cadeia alimentar.

Toda essa mitologia é materializada de forma bastante pragmática, com nomes e sobrenomes enfileirados em documentos sagrados chamados "listas", que são guardados como preciosidades por sacerdotisas denominadas "promoters". Entre elas também há subdivisões, e falaremos disso adiante.

Os grupos humanos, nessas classificações sagradas, eram assim divididos:

VIP Diamante: a realeza. Ricos, over-ricos, herdeiros, quatrocentões. Não mostram suas ricas faces em qualquer balada, apenas naquelas em que sua posição será ainda mais prestigiada e onde podem fazer bons negócios. Sua simples presença é capaz de contaminar a festa com aura dourada, portanto são muito requisitados e bem inacessíveis (aliás, o segredo máximo da sua realeza é justamente a raridade de sua presença).

VIP Ouro: artistas famosos. Esse adjetivo é essencial, porque artistas temos muitos neste país, mas nem todos ganham o selo de celebridade. Ter uma boa carreira é importante, mas ser admirado por muitos é fundamental. Alguns desses famosos, dependendo do *frisson* que são capazes de gerar, sobem eventualmente para a categoria diamante, enquanto durar sua glória.

Até aqui, estamos falando de uma quantidade bem restrita de pessoas. Afinal, se muitos fossem os diamantes e as pepitas de ouro, tais pedras não teriam valor. É imprescindível que a ponta da pirâmide seja muito, muito aguda, com o menor número de lugares possível.

"Mas, Leka, como encher uma balada com um número tão reduzido de gente?"

Ah, ah!

Para isso servem as demais camadas a seguir:

VIP Prata: galera rica (e necessariamente bonita e bem-vestida) que enche a festa de glamour, sorrisos perfeitos e glória dourada).

&

VIP Balada: aquele último escalão que vai sendo convidado se todos os anteriores não confirmarem presença (há também o submundo das listas, com farsantes, bicões & vigaristas de todo tipo, mas essa é uma fauna tão rica que mereceria outro livro só para falar dela).

O acesso ao Reino da Noite era possível mediante um cupom dourado vulgarmente chamado de convite, disparado pelas sacerdotisas alguns dias antes do evento. Para aqueles que não tinham a sorte de recebê-lo debaixo da sua porta, sua busca era a primeira atividade assim que o sol mostrava as caras. Evidentemente não eram fáceis de conquistar, porque, nesse universo, a democratização de qualquer recurso é um crime inafiançável. Qualquer coisa (ou pessoa) que não siga essa regra passa a ser vulgar, desprezível ou até tóxica, fadada ao banimento eterno.

A caça ao convite: eis a primeira prova do dia. E nada de preguiça, essa era uma tarefa a ser realizada antes do meio-dia. Bastava a Joyce Pascowitch escrever em sua coluna qual seria a festa do momento, e a corrida começava. Como todo baladeiro profissional sabia que nenhuma *promoter* atendia telefone dois dias antes do evento, então o corre era pelos restaurantes onde elas costumavam almoçar, ou qualquer outro contato que pudesse render a entrada ao mundo mágico daquela noite.

Uma vez conquistado o primeiro desafio, a segunda tarefa era a escolha da roupa perfeita, do sapato perfeito, da maquiagem perfeita, e de um corpo irreal que pudesse sustentar tudo isso à base de suco e alface.

Não é para fracas.

E não pense que é apenas o desejo de diversão que move essa gincana. Nessas festas, a trama que se cria vai muito além de olhares, bocas e corpos. Ali circula também uma grande parte dos recursos financeiros do país. É a mais rentável vitrine que existe.

Pois bem, lembram aquele momento no berçário em que eu, recém-nascida, deduzi que quem mandava no rolê era aquela pessoa com uma prancheta na mão apontando dedos para eleger os prioritários da nova sociedade?

Entendeu?

As Sacerdotisas da Lista, a casta definidora de todas as castas, formavam um pequeno conjunto de mulheres superpoderosas que dominavam o acesso à noite paulistana. Uma delas eu conheci bem de perto e gostaria de apresentá-la aqui: Magrá Margô, a verdadeira Dona da Lista.

Absoluta representante de um conjunto de pessoas com biografia muito parecida com a dela, Magrá é herdeira de uma família que ajudou a construir a cidade de São Paulo. Estudou nas melhores escolas, mas, mesmo tendo recebido o melhor repertório acadêmico que o dinheiro podia comprar, não se interessava por nada além de roupas, sapatos, o próprio umbigo e, é claro, *festar*.

Ela tinha um grande talento: era uma bem-informada comunicadora. Se quisessem saber quem chifrou quem, ou de quem era o filho daquela uma que enganou a família desmoralizada do momento (cada família tem sua vez de "babadear"), de onde saiu a nova periguete que fisgou o partidão da balada, ou (seu assunto preferido) quem foi que engordou mais depois da viagem à Sardenha no último verão, era só procurar Magrá para ter acesso à informação quase em tempo real. Nesse campo de conhecimento, injustamente conhecido como fofoca, ela também tinha doutorado e uma fluência de *storytelling* capaz de envolver uma plateia numa trama bem besta e sem graça como se esse fosse o assunto mais interessante do momento. Nunca era. Mas ninguém podia negar que ela sabia mesmo como lidar com aquele grupo. Contava as histórias com tanta empolgação que criava uma expectativa hitchcockiana em relação ao final, que nunca era relatado com fidelidade realista, até porque ainda não existia. Ou seja, as conclusões das suas histórias sempre eram meras suposições ruidosas da vida alheia.

Apesar desse dom, o seu interesse era apenas pelas narrativas daquele seleto circuito. Pensar em ampliar seu olhar para além daquele círculo, ou pensar nas questões da humanidade, era algo fora de cogitação. Tempo para isso não faltava, dinheiro tampouco, apenas interesse. Para o *Magrá Mundi*, de nada importavam as questões políticas e qualquer coisa que estivesse fora daquele reino paralelo em que os bem-nascidos-muito-ricos ou muito-falidos-que-não-perdem-a-pose construíram para viver.

Justiça seja feita: no meu parcial julgamento, digo que nem todas as pessoas que frequentam as baladas são assim. Conheci gente realmente admirável e responsável pelo lugar que ocupa, com valores mais profundos daqueles puramente egoístas. São as verdadeiras joias raras que brilham naquelas listas, mas, infelizmente, não são a maioria. Colocada essa ressalva, agora compartilho perguntas que me rodeiam há tempos:

Por que esse reino balada não dá espaço para nada além da satisfação imediata?

Será influência da lua?

Será influência dos lobos que uivam pra ela?

Será resultado dos efeitos colaterais ao se trocar a noite pelo dia?

Ou será apenas uma escolha em fazer da vida uma grande festa e tocar o foda-se pro resto do mundo?

*

Além da exclusividade, outra coisa ali é levada muito a sério, e exige comprometimento e dedicação: o visual. Mas não basta estar bem-vestido, com as melhores (e, óóóóbvio, mais caras) marcas. É importante ter também um corpo totalmente fora do padrão. Afinal, o natural é banal. Semideuses – e semideusas, especialmente – precisam ter um corpo totalmente único, diferenciado.

Quase linear.

Custe. O. Que. Custar.

Nesse campo, Magrá reinava. Era uma especialista. Possuía um vasto conhecimento sobre anfetaminas, dietas, moderadores de apetite e estava sempre a par das novas descobertas científicas, as últimas tendências. Ela era a prova viva da eficácia: magérrima, impunha-se sacrifícios terríveis para estar sempre nos padrões de qualidade exigidos.

O perfeito domínio de tecnologias corpóreas minguantes, somado à articulação social que ela herdara de sua família quatrocentona, fez com que Magrá se tornasse uma referência exclusiva. Era para ela que as outras tantas Magrás corriam para se aconselhar, quando o assunto era um novo tratamento maluco e extraoficial que havia surgido, ou para saber sobre os inconvenientes efeitos colaterais de uma nova anfetamina, e até para conseguir o telefone da famosa farmácia (no Morumbi) que vendia tudo sem receita. Ela era o que chamariam hoje de *coach* de magreza, *thin influencer*, *toothpick influencer*, ou qualquer coisa assim.

Funcionava.

E Magrá Margô e suas magretes dominavam todas as pistas.

Enquanto isso, numa nuvem de glitter...

JUJU
Tanta gente passando fome e essas diabas cheias de dinheiro e comendo gelo. Pode uma coisa dessas?

JOJÔ
Shhhh! Esqueceu que tu és anjo?

JUJU
Tá bom, tá bom... Essas pessoas humanas. Melhorou?

JOJÔ
Não é isso, criatura. Anjo não julga. Só conforta.

JUJU
E elas lá precisam de conforto? Precisam é de carboidrato.

JOJÔ
Conforto e carboidrato às vezes são a mesma coisa.

JUJU
Tanta gente passando fome...

JOJÔ
Não julgue!

JUJU
Já sei, cacete!

JOJÔ
Eu desisto de você.

Imersa no Palácio das Noites Eternas

E foi nessa corte, em que todos se reconhecem pela estirpe da linhagem (sim, todos eles se falam desde as barrigas das suas mães), e na qual pouquíssimos estranhos sem sobrenome[4] conseguem ter acesso, que eu acabei ganhando meu lugar. E mais: não só conquistei a carteirinha do clube, como também exerci meu poder de Dona da Lista.

Como?

Uma vontade de fazer algo muito grandioso sempre me acompanhou, e, apesar de tudo que eu iria descobrir, ninguém podia negar que a explosão de energia que cada festa daquelas gerava era muito apaixonante. Viciante. E ali, naquele reino encantado, recém-chegada à casa dos vinte anos, eu me sentia, literalmente, a *Dancing Queen*.

Somando essa vocação festeira com a minha força vital e de trabalho – que, modéstia à parte, tenho de sobra – e também alguma sorte (se é que posso considerar assim) de estar "no lugar certo, na hora certa", o resultado foi esse: em pouquíssimo tempo eu estava entre as principais *promoters* de São Paulo.

E tinha acesso a todas as listas.

Mas, é claro, como não entrei de herdeira, a minha credencial para a corte veio por meio de uma parceria, na qual membros da realeza se beneficiavam do meu tornado realizador, em troca de me abrirem as portas douradas da High Society.

---

4 Acho tão curiosa essa expressão... "O que é um sobrenome?", já perguntava Julieta a Romeu...

(Down, down, down in the high society...)

- Resolveu voltar a falar, marciana?

(Irresistível universo, esse.)

- Você não imagina a loucura, Grila...

(Salve, Rita Lee!)

- Essa, sim, é minha rainha! O resto é só pose!

(Quer me enganar que você não se identificava com essa fissura toda?)

- Será?

(Loucura pra você é ímã, né, amiga?)

- Jura? Nunca reparei.

Óbvio.

Impossível provar desse mundo só colocando o pezinho. Uma vez dentro, a gente enfia o pé na jaca mesmo, ainda que seja uma jaca Gucci com salto 15.

Mas eu comecei devagar, primeiro alugando uma sala para administrar o *valet* no mesmo prédio onde Magrá trabalhava. E, quando nos conhecemos, ficamos amigas imediatamente – apesar de tantas diferenças. Magrá, como eu, era compulsiva e tinha distúrbios de imagem e transtornos alimentares. Nossas questões eram opostas, mas os sentimentos que as moviam eram tão idênticos que, quando estávamos juntas, experimentávamos uma compreensão mútua que quase todo o resto do mundo jamais entenderia. Essa proximidade me rendeu convites para festas e mais festas, e eu sempre me preparava com afinco. Nessa fase, eu achava o seguinte: se tudo ali era forjado, eu poderia dar um truque.

Eu ainda tinha essa ingenuidade.

A pequena fábula a seguir traduz bem esse momento. Ela foi escrita há alguns anos, antes deste livro ser uma realidade, quando eu já tentava entender, em pequenos contos, toda essa sandice.

A múmia

Escolher o vestido certo para usar na noite certa e com o corpo absolutamente certo é sonho muito sério para uma multidão de mulheres. Não digo que é assim para todas porque há aquelas que, por força da desconstrução ou bênção do destino, nunca viveram essa cena.

(Se for o seu caso, parabéns, quem me dera ser assim, de verdade.)

Quando foi que ficou normal as pessoas acharem que quem veste 40 é gorda? Ou, para emagrecer, se entupir de remedinhos que deixam qualquer ser humano louco num nível de regar as plantas com chocolate quente? E tomar laxantes e diuréticos pra caber numa calça 36, que, aliás, nunca coube em você toda a vida?!

(Eu já fiz tudo isso, mas nunca achei que fosse normal.)

Porém, naquele dia, nada disso importava. Eu estava especialmente animada. Recebi logo cedo o convite pra festa da Vogue, que, além de ser uma megafesta que acontece todos os anos em São Paulo, vários dos meus amigos iriam. Melhor: lá estaria, também, *aquele cara por quem todo mundo suspira* e que, por alguma fatalidade, resolveu se interessar por mim.

Eu estava, então, com 23 anos. Nessa idade, era bem mais fácil para mim mudar totalmente o corpo em apenas dois ou três dias. Assim que abri o convite, já corri pra minha gavetinha milagrosa, recheada com todas as opções possíveis de dietas pra momentos de emergência, além de acender vela pra minha dupla de anjos e fazer novenas pra Santa Edwiges, Santo Expedito e todos os demais santos que ajudam nas causas impossíveis.

Eu sempre acabava recorrendo às dietas mais malucas e radicais por nunca conseguir manter um padrão equilibrado de comportamento, principalmente quando o assunto era comida... Eu ainda estava com uns quatro quilos a mais, que “ganhei” de brinde no término do último namoro... (tooodo mundo sabe que o término de um relacionamento fornece dez vezes mais calorias que coxa creme), mas naquele momento eu já estava saindo da fase do pijama com sorvete e começando a considerar colocar meu nariz pra fora de casa. E nada como uma festa bafo pra trazer foco na nova dieta.

Fiz minha opção: escolhi a dieta do suco de mamão com laranja, que oferecia pequena margem de erro, era tiro e queda. Além de decidir como iria perder peso, a escolha da roupa certa também merece igual atenção. Quer dizer... igual, igual, não, né? Como diria Magrá, "prefiro mil vezes uma magrela cafona a uma gordinha elegante". Ao mesmo tempo em que suas afirmações enfáticas me vinham à cabeça, meus pés iam levemente perdendo o chão, enquanto eu tentava reconhecer no meu corpo qual era o meu lugar.

Mas como eu já havia até emagrecido um quilinho, depois de um dia inteiro à base de mamão com laranja, merecia me dar um presente de incentivo. Fui a minha loja preferida e, depois de um pouco procurar, encontrei o vestido perfeito! Um Dolce & Gabbana liiiindo, que se ajustava ao corpo num corselete todo estruturado, que emagrece que é uma maravilha...

Só tinha um pequeno problema: ele era um pouquinho menor do que eu, que sempre fui um manequim 40, com muitos momentos felizes 38, e eterna aspirante a 36... O corte valorizava meu formato de corpo, mandava uma discreta mensagem de elegância, e, na minha cabeça, me deixava pelo menos uns oito quilos mais magra... E como naquela época a mulherada não ia pra festa tão pelada quanto agora, achei o *look* superapropriado... Eu pulei, mexi, agachei, tomei fôlego novamente e quase caí no chão do provador quando a vendedora solicitamente quis ver como eu estava. Enquanto eu provava, tia Jô aparecia pra mim, encostada num cantinho do provador balançando a cabeça em sinal de desaprovação, e enquanto sua enorme papada chacoalhava dando continuidade ao movimento da cabeça, ela me dizia com seu sotaque ítalo-mooquense: "Mas isso não me vai dar certo, não me vai".

Mesmo assim, não hesitei. Comprei o vestido que, aliás, custava muuuuuito mais do que eu imaginava. Mas era um vestido italiano, e eu amo tudo que vem da Itália, de onde também veio a minha família, minha dramaticidade e meu apetite. Um Dolce & Gabbana que iria durar pra todo o sempre! Fui embora me convencendo do excelente negócio praticado (só que não)...

A compra do figurino sempre ajuda na dieta e na construção da personagem, porque, quanto mais caro, mais você irá se esforçar... Se pagar à prestação, melhor: assim você se lembrará por vááários meses quanto ele custou... Como um Valentino incrível que eu comprei pouco antes de engravidar do meu segundo filho, e só acabei de pagar quando ele já dava seus primeiros passos... E me ajudou super na volta à forma depois do parto... Eu olhava pra ele, um Vava liiiindo, vermelho, e pensava que todas aquelas prestações teriam que valer e que, um dia, eu caberia nele de novo... Talvez quando eu for indicada ao Oscar...

Nesse momento da minha vida eu ainda nem pensava em filhos, e a única ansiedade era caber no vestido. Os dias eram leeeentos e difíceis com aquela dieta, mas, como havia um prazo determinado, eu aguentava firme, até que chegou *O dia*. Pulei ansiosa da cama pra provar o novo italiano da casa (já que acordo sempre mais magra do que sou) e depois de uma sessão de pulos e agachamentos, o vestido fechou! Esmagadoramente, mas fechou!

No entanto, ainda assim, e como sempre, me sentia gorda. Melhor seria não ir à festa.

Tia Jô já apontava seu cabeção na minha porta dizendo "Eu avisei", mas eu mal conseguia ouvi-la. Não queria perder esse dia que tanto esperei... Resolvi que tomaria um diurético leve... Grande ideia! Já sabia como solucionar esse caso, mesmo que adotando uma medida quase extrema.

Continuei meu dia entre trabalho, pipis, preparativos, pipis, e vários copos de sucos que hoje em dia se chamariam "detox". Para completar o pacote, eu havia comprado, durante o dia, uma cinta cirúrgica, daquelas antigas, beges, duras e mais justas que Deus. Eu pretendia usá-la sob o corselete do vestido para esconder as gordurinhas que resistiram aos dias de suco.

E assim foi feito. Pelas mãos da minha mãe, eterna cúmplice, que trabalhou duro para colocar São Paulo dentro do Rio de Janeiro! Na minha cabeça, ficou ótimo. Parecia uma múmia, mas o problema estava resolvido.

Só que... não.

Notei que os ganchos que prendiam a cinta marcavam o tecido do corselete, deixando transparecer minha armadura. E assim, de última hora, me ocorreu outra ideia muito genial: me enfaixar. Claro! Por que não?! Não mudaria muito o processo de mumificação... Encontrei certas bandanas (que usei uma vez por causa de uma torsão no pulso), e, feliz, concluí que elas me serviriam de forro.

Assim, minha mãe fechou, já com os dedos machucados, gancho a gancho daquela cinta, depois me enrolou feito rocambole em ataduras de múmia, e... *voilà!* Por cima de toda aquela visão do inferno: O vestido!

Meus olhos, nesse instante, buscaram o objeto que refletiria o resultado de tamanho esforço. Daquele jeito, levei anos para chegar em frente ao espelho... A respiração parecia um pouco restrita dentro de tudo aquilo, e as pernas só ganhavam certo movimento dos joelhos para baixo, o que me fazia caminhar como se eu seguisse uma procissão de formigas.

Mas tudo bem, melhor assim. Melhor aquela quase imobilidade que ser a formiga com os pés presos na neve, ou na areia, buscando consolo pela minha gordura... Aquele andar tinha até suas vantagens, porque eu teria que trocar meu jeito ansioso e estabanado por um mais cauteloso...

Pelo menos tô trabalhando a ansiedade... e tô magraaa!

Não me importava de andar lentamente, suar pelo esforço de carregar o traje, frio e calor não me afligiam, nada abalaria meu objetivo. E, chegando ao espelho, fiquei muito satisfeita com o que vi. Olhei pra minha mãe e minha tia Sonia – uma vizinha querida que veio em meu auxílio no processo de mumificação – e agradeci, toda feliz. As duas me perguntaram se eu resistiria até o fim da noite, se não seria melhor vestir algo mais confortável, mas segui em frente, enquanto elas insistiam em afirmar, como se meu problema fosse a falta daquela informação, que eu não era gorda, que eu era linda, pra eu parar de bobagem e trocar aquela roupa. Tia Jô não concordaria com elas, jamais. Nem eu.

Chamei outra cúmplice, uma amiga, para dirigir meu carro, porque isso eu não conseguiria, nem por milagre, fazer enfaixada daquele jeito. Os movimentos eram tão restritos que mal conseguia entrar no carro. Não dava para dobrar parte alguma do corpo, então o jeito era ir deitada no banco de trás. E assim, toda reta, deitadinha com apenas os joelhos dobrados, cheguei ao evento.

Novo desafio: não poderia deixar minha carruagem com os manobristas na frente da porta de entrada... como é que eu sairia do carro naquela posição?! Eu precisava de uma "forcinha" pra poder descer reta (como na brincadeira de passar por baixo da corda), e só então ficar em pé. Diante disso, lá fomos nós estacionar o carro longe o suficiente para que ninguém assistisse ao mico. O duro foi andar até a festa naquela velocidade. E minha amiga, que era uma santa, mas uma santa bem pessimista, começou a falar compulsivamente sobre assaltos, roubos, raptos, sequestros e em todos os problemas de segurança pública possíveis, enquanto, cobertas de joias, andávamos tentando chegar àquele que deveria ser o evento do século, questionando se valia tanto esforço.

Chegamos. Eu, já com tontura, me sentindo um pouco mal, e minha amiga (que, nesses eventos, sempre ganhava ares de pavão), segura como ela só.

E eis que o tal cara, AQUELE cara, me aparece lindo, sorrindo pra mim por entre os convidados...

Com uma taça de champanhe na mão, ele se aproximou... Quer dizer, eu achava que era ele porque na verdade a minha visão já estava um pouco turva... Enquanto ele se aproximava, eu só me perguntava como é que eu iria conseguir tomar aquele champanhe, já que todos os meus órgãos haviam sido compactados e milimetricamente encaixados como peças de tetris, e nem o sangue tinha espaço pra correr, nem a conta-gotas... Não era exatamente isso que eu tinha planejado pra minha noite de princesa...

Depois disso, ele nunca mais me ligou... Não porque ele tenha descoberto o meu grande segredo de mulher cebola, mas porque eu parecia mesmo uma múmia: não tinha como dançar, beber, comer ou pensar, e até as risadas mais fortes provocavam dor... E assim, levei cerca de 40 minutos pra andar 200 metros até o banheiro, onde caí desmaiada no chão...

(Pelo menos desmaiei magraaaaaa!)

Resumo da ópera: o único homem que desfrutou da minha "cinturinha de pilão", naquela noite, foi o bombeiro que me ajudou a levantar do chão do banheiro.

Fim.

(Nada feliz!)

Depois desse episódio digno de Monty Python, você acha que eu percebi onde estava amarrando minha mula?

Claaaro que não. Ele surtiu um efeito contrário: acabei entrando com tudo na compulsão por emagrecer, dessa vez determinada a realmente ser magra, e não apenas parecer, trucando com corseletes e faixas.

E, para isso, não seriam apenas meus quilos e sonhos de orgia alimentar que eu deveria deixar para trás. Lá se foi, também, a minha lista de ingenuidades. A primeira delas era achar que uma mumificação enganaria os olhos de lince daquela gente. É claro que não, bebê. Depois entendi a regra: magreza não se mede pela silhueta, mas pelos ossos à mostra. Sem negociação.

Além de pagar com minha carne, eu precisaria também deixar entrar, no meu estilo de vida, todas as crenças e valores pertencentes àquele meio. Devo confessar que, na época, eles me pareceram bastante atrativos. Naturalmente, isso incluía me render à influência da rainha do lelê, a famosa Magrá.

Fui entendendo que aquelas castas descritas nas listas eram como as máscaras da *Commedia dell'arte*. Cada uma tinha uma função: os ricos e poderosos (já "overcitados"), aqueles que os bajulam em busca de uma oportunidade, a periguete, a namorada, a que vai caçar milionário, o que vai caçar um bom negócio, e a multidão de farsantes com suas histórias maravilhosas. Eu era quase uma ave rara, dotada de alguma autenticidade, ou algum dom pitoresco, como cantar "O sole mio". Não estou me gabando. Acho que o mérito disso é dos meus anjos protetores, da minha família e de alguma noção escondida no canto esquerdo da unha, que ainda me lembrava de quem eu realmente era, no meio daquele mundo onde tudo, absolutamente tudo, era um produto.

Mas o lugar que eu almejava ocupar não permitia uma máscara simpática, ou empática, muito menos acessível. Quanto mais nojenta, melhor. Essa parte me custava muito, porque eu sempre fui da galera, né? Se quisesse ver a Magrá comprar uma briga comigo, era só eu chegar à porta da balada. Ela ficava possessa.

Eu tentava de tudo para unificar essa divisão interna, e uma das coisas que eu adorava fazer era distribuir convites para meus companheiros de infância lá do Paraíso, amigos de escola, faculdade e outras pessoas que não tinham esse acesso. Apesar de todo o submundo nefasto (apenas quem estava nos bastidores conhecia), aquelas festas que nós produzíamos eram realmente sensacionais, e para mim era um prazer imenso poder proporcionar aos meus amigos de longa data uma noite de intensa diversão. Eu me sentia como uma agente dupla em plena Guerra Fria: eu tentava esconder das minhas antigas turmas aquela pessoa intragável que eu tinha que representar enquanto negociava com a Magrá, que sempre me apontava o dedo, denunciando:

"Esse povo com essas roupas esquisitas são seus amigos, né? Só podem ser..."

E eram mesmo. Sim, o forte deles não era a moda. Eles não estavam realmente nem aí pra isso.

Aquele era um presente para eles, e também para mim: o gosto de uma pequena subversão.

*

Mesmo com essas estratégias, os meus encontros com Magrá em pouco tempo foram jogando por terra anos e anos de educação familiar. E eu sabia que seus conselhos eram ilógicos, mas, por alguma razão, eram também um guia de sobrevivência para alguém que, como eu, vinha de outro padrão. A palavra é sobrevivência mesmo. Porque os espaços de poder eram bem delimitados, não só para quem caía na farra, mas especialmente para quem proporcionava a festa.

Era quase matemático: quanto mais magra, mais poderosa, quanto menos peso, mais convites para eventos e jantares em sua homenagem. Mas, para isso, os tais rituais de sacrifício eram inegociáveis, e somente as pessoas dispostas a cortar um braço poderiam tentar a sorte.

(Miga, troca a palavra "pessoas" por "mulheres" na frase acima.
Já viu um homem passar por essa carnificina?
Nem eu.)

- Pior, Grila, é que eu topei esse negócio aí.

(Lógico, cê tava bem loka, né?)

- E quem não tava, naquela época?

(Anos 1990, I love you too.)

- Você vai falar isso pra todas as décadas?

(Tá achando que eu sou previsível?)

- Nenhum problema com isso.

(Por falar nesse assunto, conta aí: você chegou
ao patamar de insanidade da Magrá?)

- Não sou assim tão previsível.

(Ui!)

Mas, sim, pedi a Magrá os mesmos conselhos de sempre, e ela já começou me dizendo que eu não era magra o suficiente. E resolver essa questão não significaria apenas fechar a boca e me jogar na academia. Seriam necessários alguns pequenos aliados. *Petit pois*.

Nessa fase da vida, eu já havia experimentado as anfetaminas, mas o medo dos efeitos colaterais me segurava quanto ao uso contínuo. Algo me dizia que, se eu exagerasse naquilo, acabaria me matando. Contudo, Magrá me convenceu veementemente de que aquele padrão desnaturado era a condição mais essencial para o meu trabalho. A pregação tinha esse nível de sutileza:

— Sei que andam dizendo por aí que acabou essa coisa de ser muito magra, mas não cai nessa, viu? Acabou isso entre a pobretada, porque aqui, meu bem, a realidade é outra... é quase como se riqueza e magreza andassem juntas, entende? Porque é óóóbvio que quanto mais dinheiro se tem, mais magro se pode ficar... E vice-versa!

(Esse vice-versa dá o que pensar, não?)

Pior que não parou aí.

Magrá continuava, em tom mais terrorista-profético:

— Experimente tentar fazer uma lista de convidados e bancar a poderosa na porta da balada mais disputada da cidade, com um corpo assim (ela me olhava de cima a baixo com desdém)... nem vão te ver! Se te virem, não vão te ouvir! Mas nem precisa se preocupar com isso porque, gordinha do jeito que você está, ninguém vai te colocar nessa posição..."

Gor. Di. Nha.

E com essa simples palavra-bomba, ela começou a desconstruir tudo o que tinham me contado sobre saúde, estudos, autoestima, profissionalismo e tantos outros valores que, quanto mais o tempo passava, mais se perdiam dentro de mim. Então eu me tornei devota e, religiosamente, emagreci bastante nessa época. Usei muitas anfetaminas, é claro, porque é muito difícil passar dias sem comer — sim, eu disse dias — sem se valer desse recurso... E de outros também.

Depois de uma semana praticamente sem nada no estômago, às vezes a Lolla chorava dentro de mim, com saudade da casa da nona. Então me dava uma coisa, uma nostalgia misturada com uma fome insana, e eu me jogava na tal Farra do Boi...

Pra quê?

Logo vinha a repulsa, como se qualquer alimento fosse uma energia intrusa, indesejada, algo que deveria ser expurgado imediatamente, arrancado mesmo, nem que fosse à força, de dentro de mim. Para isso havia tantas outras dezenas de técnicas, tão normalizadas quanto qualquer loucura que se praticava ali.

Assim, eu testei todas as formas possíveis para manter meu corpo num padrão que não era o meu... E, de fato, aquele monte de conselhos que a Magrá me soprava ouvidos adentro nos banheiros das boates, onde normalmente eu a encontrava — sempre entre um vômito provocado ou uma diarreia induzida por uso excessivo de laxantes —, se mostravam mais efetivos do que a razão podia explicar. E, por outro lado, a promessa da vida perfeita, despreocupada, cheia de festas e livres acessos brilhava como o prêmio a se conquistar.

Assim, ganhando minha recompensa diária por sacrifícios prestados, fui crescendo profissionalmente naquele meio, acreditando cada vez mais nos conselhos da minha tutora, que, a essa altura, já havia convertido a mim e várias outras mulheres naquela seita, onde éramos versadas no vasto universo das pílulas mágicas, nas inúmeras técnicas para provocar o vômito e na refinada arte de ignorar a fome.

E para afastar a dor, havia também um remédio: muito, muito álcool. Champanhe servido como café, durante a lida do dia, no escritório. Afinal, esse era o único jeito de manter, à luz do sol, o delírio da festa. O sonho do qual não se podia acordar, sob o risco de perceber a loucura.

Apesar de tudo isso, sou obrigada a admitir que esse mundinho da noite era tão sedutor e aparentemente (mesmo) tão perfeito, que, para uma menina de 20 e poucos anos como eu, me entregar foi o caminho mais óbvio. E eu não titubeei. Aquele era um espaço que eu queria conquistar, era meu grande objetivo, e a contrapartida me parecia pequena perto da recompensa: alienar-se na mesma medida que cresce seu lugar de poder. Poder mostrar ao mundo que você chegou lá, colher as moedas cintilantes, as roupas deslumbrantes, os sapatos únicos, os acessórios raros e despertar a inveja de quem não teve a capacidade de conquistar tudo aquilo.

(Uma vida realmente invejável!)

— Aceitamos ironias.

(Pelo menos você tem lugar de fala pra esculhambar.)

— Pois é. Eu cheguei lá em cima mesmo, no alto da torre do castelo.

(Foi gostoso?)

— Até que foi, viu?

(Foi feliz?)

— Agora você fez pergunta difícil. Nem tudo que é gostoso é feliz.

(Deu vertigem?)

— Sabe que eu nem lembro?

(Sei...)

— A noite é estranha, Grila. No dia seguinte, tudo parece um sonho.

(De uma noite de verão?)

— Uma nuvem de fumaça na tempestade de anfetaminas.

(Se for reparar bem, esse mundo é feito de matéria dos sonhos mesmo...)

— E dura o tempo de um suspiro...

(Ah, pronto! Agora ficamos melancólicas!)

— Normal, Grila. Melancolia é o avesso da euforia.

(E, pelo jeito, mãe da filosofia.)

— Rima ruim também não vale.

(Ok, continua aí.)

No satisfaction

Vários fatores me indicavam que eu estava construindo o meu castelo naquele terreno arenoso. O simples fato de entrar numa boate durante o dia já diz muito sobre a ilusão da festa. O que parece bonito na escuridão, a luz do sol mostra suas rachaduras e imperfeições... As personagens da noite perdem seu brilho... Suas lantejoulas só refletem a luz pálida da lua.

Inebriadas por ela.

A sedução, a loucura, o ego lustrado por conquistar um lugar privilegiado dentro de um mundo onde só os eleitos podem viver, trouxeram para a adolescente cheia de problemas de autoestima que eu sempre fui o doce banquete do acesso e, depois, do poder. Havia também um sabor de vingança: a de ser a dona de uma identidade secreta, que continha tudo que aquelas pessoas jamais respeitariam, e, mesmo assim, ocupar entre elas um lugar de liderança.

Outro banquete de subversão.

E também um paradoxo, como quase tudo que eu vivi.

*

No auge desse momento, eu realmente tinha a sensação de estar no topo do mundo. Eu não apenas circulava nesse meio; era reconhecida e badalada, mas tinha também o poder de gerar poder.

Há uma tríade torta nas altas castas: dinheiro, sobrenome, prestígio. Dinheiro se junta, sobrenome ajuda, mas o terceiro é o segredo do sucesso. Vem de uma combinação de classe, charme e de algo bastante intangível, que é a imagem que fazem da sua pessoa. Em outras palavras, aquela fumaça que você esparrama à sua volta, exalada através daquele esforço sobrenatural para forjar uma aura especial dentro de seres da mesma espécie, formados por cabeça, tronco e membros dotados de polegar opositor. Um avatar.

É na construção desse *storytelling* que as festas também entravam. Dentro da coleção de itens que elevavam um ser humano comum à condição de semideus – obviamente, dentro dos códigos da nossa época – constava: ter a sua própria balada. De sucesso, claro.

Mas isso não se construía da noite para o dia. Era necessária uma intensa costura de relações, influências, interesses e, é claro, vantagens. E esse era o meu trabalho: criar essa narrativa toda, apresentar pessoas endinheiradas às que, apenas por sua ilustre presença, já garantiriam o *pedigree* que faltava ao ser emergente. Presença essa que só era possível mediante a vantagem de novos negócios, novas redes, mais dinheiro.

Por trás de todo aquele glamour, o que se tinha, naquele quartinho escuro abaixo da pista, eram sacos e sacos de dinheiro que eram mais e mais engordados enquanto mais e mais mulheres secavam seus corpos e mais e mais homens trocavam negócios por sobrenomes, prestígio por dólares, tudo regado a muitas drogas lícitas, ilícitas, implícitas, explícitas.

A música, os grandes eventos, a pira toda era o grande circo, a mão que o mágico acena e hipnotiza, enquanto a outra faz o truque. Enquanto isso, a plateia, em êxtase ébrio, festava na noite já pensando na próxima, e na próxima, e na próxima, alargando o diâmetro do abismo que se acostumou a chamar de pulsão.

Com pulsão.

Essa é a verdadeira moeda de troca para adentrar nesse reino.

Todas as noites, quando eu saía de casa, morria um pouco mais a filha dos meus pais e nascia um pouco mais a cria de Magrá Margô. E à medida que os prêmios foram sendo conquistados, parecia que tudo valia a pena.

Só tinha um único problema: eles nunca eram suficientes.

O mundo Triple A é assim: uma vez atingido um patamar, imediatamente ele se transforma em cinzas. A desilusão é imediata. E como esse universo só tem existência pela força da crença coletiva num mundo exclusivo, um novo véu precisa substituir, quase instantaneamente, o anterior, e ainda com mais intensidade.

Maaais intensidade.

Maaaaaais intensidade.

Cada vez mais, e mais exclusivo, e mais alto, e mais rarefeito o ar... Mas, em vez de balões de oxigênio, o que turbina essa subida sem fim é a ingestão de mais e mais e mais e mais...

Bolinhas. De todas as cores e tipos.

A engrenagem do delírio deve seguir em movimento constante, constante, constante, um simulacro de moto-perpétuo movido pelas batidas da música, alimentado pela soma de todas as ilusões perdidas na pista, queimadas pelo sol e novamente refeitas no dia seguinte, no planejar da nova festa.

Um transe.

Uma transa com um ser invisível, insaciável e tão envolvente que é necessária uma força fora do comum para que um despertar aconteça.

Foi nessa trama que eu estive durante quatro anos da minha vida. Em completa fusão com a entidade Rainha da Noite, projetando no telão dos VJs, na insinuante face da lua cheia, meus maiores devaneios, e minguando com ela a cada fase em que era necessário mais e mais sacrifício... menos e menos carne... menos existência.

*

Por sorte, ou proteção divina, não fui completamente derretida.

Talvez fossem Jojô e Juju se esgoelando do infinito, ou uma piada da Grila, a reza da minha mãe ou até o espírito errante do Sr. Papagaio, aquele que me nomeou, trinando uma canção de despertar.

Uma flauta mágica que me chamava, novamente, para fora da hipnose do palácio. Tocada por um ser alado, um espírito livre, leve e louco, que chamou, em mim, a loka desvairada que buscava novamente a magia do mundo, que ansiava pelo êxtase do encantamento, mas não à custa de me perder de mim mesma.

Ficar ou não ficar?

Ser ou não ser?

Uma dúvida que me levou a cometer um crime: acordar do sonho.

Qualquer pessoa que ouse furar essa frágil bolha com algum tipo de dissonância é automaticamente condenada à morte. Seja ela física, seja social.

Nunca mais serás minha filha!
Serás renegada para sempre!
Serás abandonada para sempre!

Assim bradava a Rainha da Noite ao conhecer meus sonhos escondidos.

Mas, na prática, não foi assim tão dramático. O que me fez mudar o rumo da minha história, mais uma vez, foi outra daquelas oportunidades que o destino colocou na minha vida.

Por incrível que pareça, praticamente saltei do Reino da Noite para outro feudo, igualmente poderoso: um novo programa de televisão da emissora mais poderosa do país.

JOJÔ
Ah, graças a Deus! Conseguimos!

JUJU
A Ele e a nós, né? Também quero os créditos!

JOJÔ
Ah, vamos celebrar, Juju! Finalmente nossa querida está livre...

JUJU
Você não leu a timeline dela, não, Jojô?

JOJÔ
Eu não gosto de saber da história antes, pra não me influenciar...

JUJU
Então aproveite seus breves minutos de inocência.

JOJÔ
Mas o que pode ser pior do que esses anos 90?

JUJU
Espera só pra ver onde é que ela vai se enfiar agora...

JOJÔ
E eu achando que ia poder dar um tempo na Bahia...

JUJU
Vai sonhando... mas se prepare agora pra fazer dupla jornada.

Daí chegou o lobo.

Gatíssimo, sedutor, com uma risada engraçada: *Wolf Wolf Wolf.*

— Para onde você vai, moça? — ele quis saber, todo sonso.

Chapeuzinho, a gata debaixo da capa, que já não era boba nem nada, percebeu tudo, mas fingiu que não.

(Afinal, se ele quisesse matá-la, teria feito ali mesmo, não é?)

Apontou pra casa da avó, para que ele fosse na frente.

Então você me pergunta: ela era tonta ou o quê? Por que não apontou o outro lado?

Eis a pergunta que vale a pena carregar...

Arrisquemos:

Porque ela não era mulher de fugir do perigo, negar aventura ou temer boca grande.

(Ou... porque era bem loka mesmo...)

3º MOVIMENTO
PANIS ET CIRCENSIS

Do AAA ao BBB

(Título cretino vale?)

– Vale tudo. O livro é meu.

(Essa parte da sua vida todo mundo já conhece.)

– Conhece nada! Agora é na minha versão.

(Ah, é? Vai ter novidade?)

– Vai, mas não dou spoilers.

(Como se eu já não soubesse.)

– Quer apostar quanto que eu te surpreendo?

(Nada, amiga. Você sempre me surpreende.)

– As cartas estavam certas. Foi uma reviravolta.

(Ui, é história com cartomante e tudo, que nem as da Clarice Lispector?)

– Era uma taróloga, Grila.

(Ah, tá! E ela te avisou sobre as agruras da superexposição?)

– Não. Disse que iria aparecer um contrato na minha vida, que à primeira vista pareceria uma roubada, mas que eu deveria aceitar, porque no fim das contas seria bom.

(Ah, tá! E, pra variar, você pagou pra ver, né?)

Tudo começou no auge do meu tempo de festa. Mas, assim como nas estações, em que o pico do solstício já marca o começo do seu declínio (e o nascimento do equinócio), alguma coisa muito nova já começava a acontecer.

Só que meu ritmo é um pouco menos sutil do que o da natureza. Sem que eu mesma soubesse, logo um vendaval entraria na minha vida virando tudo do avesso. E chegou na forma de um telefonema.

Uma amiga próxima, certo dia, me ligou indagando como ia a minha carreira de atriz. Com uma sonora gargalhada, perguntei-lhe de que carreira ela estava falando, já que, àquela altura, minha rotina estava totalmente tomada pela administração do estacionamento, do *valet* e da agência de eventos. A vida de atriz, tão sonhada na adolescência, para a qual eu me preparei arduamente e até tentei emplacar mandando alguns infrutíferos currículos, naquele momento era mais volátil que a fumaça colorida das pistas.

Minha amiga, então, me disse que a Rede Globo faria um grande investimento num novo formato de programa que viria pra mudar toda a linguagem da nova TV. Perguntei se aquilo teria algo a ver com teledramaturgia, e ela me adiantou que não, e que não poderia dar mais informações sobre de que se tratava. E me chamou pra ir a sua casa para que ela pudesse me entrevistar registrando tudo em uma filmagem. Ou seja, eu seria uma das cento e poucas paulistas que ela entrevistaria para uma pré-seleção. Pessoas do país inteiro estavam sendo recrutadas. Nessa época, como até hoje, também era possível fazer a inscrição pela internet, mas como era uma primeira edição, acredito que esse trabalho de busca dos produtores ajudaria as inscrições a ganhar mais corpo.

Achei aquilo tudo uma piração. A Globo era algo muito distante da minha vida e, ao mesmo tempo, como foi com toda minha geração, fazia parte das minhas memórias afetivas.

O mundo, tal como anunciado no *slogan* da emissora, realmente passava por ali.

E esse mundo me interessava, assim como estar dentro de um meio para o qual praticamente todos os olhos do país estavam voltados, diariamente.

É importante lembrar que o universo das comunicações era muuuuuuuuito diferente do de hoje. Apenas considere o seguinte:

ainda não havia *nenhuma* rede social, nem mesmo o YouTube, ou o falecido Orkut. Pode imaginar sua vida sem isso? Celular era apenas um telefone portátil, no máximo tinha SMS, calculadora e despertador. Ou seja, a quantidade de notícias compartilhadas era bem menor e mais unilateral. A principal fonte de informações vinha de jornais e revistas (impressos), alguns portais de notícias virtuais e, especialmente, da televisão. E mesmo com as TVs a cabo (que já existiam havia algum tempo), a Rede Globo ainda imperava no mercado como fonte de entretenimento e informação.

Esse pequeno panorama, além de entregar a idade, ajuda a entender o cenário no qual eu me encontrava no momento de tomar aquela decisão. Um convite da "Vênus Platinada" não era algo a se descartar, como se não fosse nada. Resolvi aceitar fazer a tal entrevista gravada e ver no que dava.

Depois de viver um tempo no mundo da noite, você aprende a duvidar um pouco de ações, palavras e acessos superlativos. E confesso que, quando minha amiga falou que o lelê todo era pra Globo, me lembrei de um personagem que eu conheci na noite e que me matava de rir – um golpista que se dizia assessor do *sheik* de sei lá onde, e que, com esse título de "araque" (como dizia minha avó), se infiltrava em situações espetaculares numa farsa que nem era tão bem articulada assim. Um dia eu o flagrei trocando todo o seu patrimônio (um Fiat Uno) por roupas que vestissem mais apropriadamente o personagem que respondia pela fortuna do *sheik* desse lugar cheio de Rs, Ls e Ms mudos...beeeem árabe. Todo esse esforço pra não ser desmascarado. Resumo: não acreditei taaaanto assim naquela conversa de entrevista para a Globo, mas eu gostava muito dessa minha amiga... E até que ela não parecia nada doida... Mas vai saber, né? Nem sempre maluco tem cara...

O que aconteceu em seguida?

Fui à fatídica entrevista?

Não. Perdi a data.

A conversa estava marcada para uma sexta-feira de dezembro, e eu, naquele dia, realizava o evento de um dos meus mais importantes clientes. Envolvida com tudo o que tinha pra fazer, me esqueci completamente daquela gravação. Saí do evento às 8h30 da manhã do dia seguinte, e foi nesse momento que me lembrei do compromisso.

Liguei pra me desculpar com minha amiga, que me falou, simplesmente:

— Venha já! Ontem não consegui concluir todas as entrevistas, e hoje os candidatos começam a chegar às 10h. Vem correndo agora que te entrevisto antes de os outros chegarem.

Como quem obedece a um destino fiado na roda, sem pensar nem por um segundo, eu me mandei pra casa dela, furando a fila dos outros candidatos (eu estava virando uma candidata também, mas nem sabia pra quê) e proporcionando, naquele estado, a circunstância mais estranha possível para um vídeo de apresentação. Imagine a situação em que eu me encontrava, vinda direto de uma festa na qual eu havia trabalhado o dia inteiro na montagem, havia recebido convidados de vários lugares do mundo, e depois ainda dançado, bebido e me esbaldado (porque ninguém é de ferro). Cheguei à porta da casa dessa amiga às nove da manhã, com as sandálias na mão e óculos de sol enooormes para tentar inutilmente esconder os meus olhos vermelhos, cansados e completamente borrados de rímel, no melhor estilo derretida. Era esse o panorama da pessoa.

Então, minha amiga que (sei lá por quê) sempre morria de rir de mim, conduziu a entrevista de forma a me valorizar naquilo que acreditava ser legal pro formato do tal programa. E eu (mais espontânea que isso impossível) — mais por cansaço que por intenção — fui respondendo a cada uma daquelas perguntas, rezando pra tudo acabar logo e eu poder dormir algumas horas.

Depois de um mês (quase nem me lembrava mais daquela entrevista e estava quase certa da loucura da minha amiga), eu estava em Jericoacoara com alguns amigos, numa viagem de ano-novo, e minha mãe me ligou, surpresíssima, dizendo que havia chegado em casa uma passagem para o Rio de Janeiro emitida pela TV Globo. Nessa hora, absolvi minha amiga do veredito de loucura que eu injustamente lhe atribuí, e vi que o papo era sério.

Dos mais de cem vídeos enviados, selecionaram o meu, entre outros 50, para uma entrevista pessoal. Eu ainda não tinha muita certeza de nada, mas como ela me disse que seriam várias fases de entrevistas até a escolha dos eleitos, decidi seguir o fluxo e ver aonde o barco me levaria... Aquilo era ainda uma coisa tão distante, que resolvi ir dando corda e, se por acaso ao final das tantas fases de entrevistas eu estivesse entre os eleitos, até lá eu teria algum tempo para pensar melhor.

Chegando ao Rio, fui a primeira a ser entrevistada. Era uma situação toda muito estranha, ainda mais considerando que aquilo era um trabalho (será que era?). Ao desembarcar no Aeroporto Santos Dumont, algumas vans foram nos buscar (éramos um grupo grande de pretendentes) e produtores nos acompanharam em cada uma delas, a fim de que não nos falássemos. Regra rígida. E bizarra... Fomos, então, para um hotel, me encaminharam para um apartamento e pediram que eu aguardasse. Depois, bem depressa, vieram me chamar para uma tal conversa que eu batizei (e acho que o nome pegou) de cadeira elétrica.

De fato, foi a mais difícil entrevista da minha vida. Numa sala de convenções, me aguardavam cerca de vinte pessoas que já me conheciam por meio de uma pastinha, uma espécie de dossiê que, imagino, continha informações sobre minha vida e personalidade, e à qual recorriam sempre que queriam me provocar de alguma forma. Entrei um pouco envergonhada na sala, me sentei numa grande poltrona (a tal cadeira elétrica) em frente à qual estavam os mais poderosos do núcleo. Eu não conhecia ninguém. Nem o Boninho. Mesmo tendo esse sobrenome poderoso e famoso, o rosto era desconhecido. Pelo menos pra mim.

Então a coisa começou. De ambos os lados, havia bancadas de pessoas que me bombardeavam com perguntas, na maioria das vezes bem desagradáveis, enquanto umas três câmeras captavam todas as minhas reações. Já comecei irritadíssima, pois um dos entrevistadores, já informado sobre a minha obsessão por magreza, comentou, como quem não quer nada, que havia me imaginado mais magra. Como se não bastasse a provocação, ele ainda usou aquele termo *from hell*: Gor-di-nha. Eram outros tempos e, acreditem, essas coisas já incomodavam, mas eram bem normais.

Engoli esse sapo e prossegui. Mas, em meio a várias perguntas, vinham também mais provocações... No fim da entrevista, o Boninho me olhou e mandou bem na lata:

— Agora você tem um minuto pra me convencer a te colocar no meu programa.

Hã, hã!

Era só o que me faltava.

— Olha, me desculpe, mas talvez você é que tem que me convencer, nesse minuto, a participar do seu programa, que, afinal de contas, eu nem sei direito o que é — respondi, bem malcriadinha mesmo, e cheia de razão.

Depois dessa, fui embora. Meio frustrada, meio pê da vida. Não entendia o porquê de uma empresa séria como a TV Globo me pagar uma passagem pra me mandar uma dessas... Óbvio que isso já era um teste que avaliava minhas reações e personalidade, mas nessa fase eu não tinha ideia disso ainda, e me irritei de verdade. Melhor seria continuar fazendo festa e estacionando carro, que eu não precisava daquilo... Voltei pra São Paulo com a certeza absoluta de que estava fora daquela experiência dramatúrgica maluca, seja lá o que fosse.

Gente louca!

No entanto, as fases foram passando, minha mágoa também (não tenho reservatório pra isso), entrevistas e testes dos mais diversos tipos foram acontecendo, e eu nem aí, trá-lá-lá, tocando a vida, enquanto minha amiga ia me telefonando pra me atualizar o *hanking*: de cento e tantos sobraram 50, de 50 ficaram 30, de 30 escolheram 15, de 15, 8, até que... adivinha...

— Leka, você foi escolhida!

Mas pra que mesmo?!

Eu já sabia, é óbvio, àquela altura, que o programa seria o Big Brother Brasil, um *reality*... Mas a cultura do *reality*, em 2002, não era ainda muito comum por aqui. Procurei me informar a respeito, mas nada me fez ter uma ideia de como seria fazer parte dessa história.

Junto com a notícia, recebi uma missão: não podia contar pra NINGUÉM! (e olha que uma notícia assim não é fácil de segurar, hein?). E um prazo: 48 horas para embarcar.

Mal sabia o que fazer com esse tempo. Na mala, o que levar? Roupa para sete ou 70 dias? E a vida? Como ajeitar tudo por tempo indeterminado? Fiz a loka e fui. No aeroporto, parei na livraria e comprei, num surto compulsivo, 27 livros! (27 é um número que eu amo e sempre que posso dou um jeitinho de usá-lo; então, 27 livros, naquele momento, certamente me trariam uma sorte diferente de 22 ou 18, por exemplo). Não sabia o que aconteceria e, como eu amo ler, aquele seria o melhor investimento... x 27 que é pra dar muuuuita sorte. Praticamente, eu imaginei, seria como adquirir um seguro de tranquilidade...

(Sua inocência chega a ser bonita...)

- Não romantiza, Grila.

(Tá bom, é engraçada mesmo.)

Chegando ao Rio, já me levaram direto a um quarto de hotel que seria, de livre e espontânea vontade, meu cativeiro nos próximos (quantos?) dias. A antessala do programa. Teria que ficar ali, isolada do mundo. No começo, nem senti tanto porque aquele cômodo foi um agito só: produtores e diretores entravam pra me dar orientações, sempre vagas, de como seriam os próximos dias, e me analisavam, curiosos, certamente imaginando acerca da personagem que eu me tornaria.

(Tornaria? Mas você já não era?)

- Agora a inocente é você, é?

(Só um pouco chocada com o poder de mutação desse programa.)

- Mais forte que aqueles tonéis cheios de ácido onde jogam aquelas pessoas que viram super-heroínas.

(Ou supervilãs, né?)

Qual delas eu seria?

Eu poderia apostar (e ganharia), pela maneira que conduziram minhas entrevistas, que todos acreditavam que eu seria a *bitch* das *bitchs*. Por exemplo, estavam sempre insinuando o quanto eu gostava (ainda gosto) de dinheiro, o que pra mim não transforma ninguém em vilão, até porque dinheiro é coisa muito boa. Mas, segundo as telenovelas, não é bem isso o que acontece...

No segundo dia de hotel, recebi a visita mais perturbadora de todas: um advogado que entrou porta adentro com meu contrato nas mãos.

Li atentamente e vi que aquele era um documento muito diferente do que eu esperava. Vocês podem imaginar como é o contrato de uma parada dessas? É punk para todos os lados. Zilhões de páginas falando de algo absolutamente novo que nem pra quem redigiu devia estar muito claro, já que era uma primeira edição... Como avaliar? E eu, megalomaníaca que sempre fui, tinha certeza absoluta (não sei de onde tirei, mas tinha) de que me pagariam um megaaacachê pela dedicação exclusiva ao programa, ou pelo menos por aquele cativeiro inusitado sem direito a explicações, com segurança na porta e tudo. Mas, segundo o contrato, não seria o caso. O cachê da época era de 500 reais por semana de permanência na casa. E eu, que tinha certeeeeza de que esse cachê seria, no mínimo, o valor de um pequeno apartamento, caí do cavalo quando vi que era o valor de um pequeno jantar. Sem comida, só com entradas. Nessa hora, me lembrei das palavras da taróloga – "não será um contrato do jeito que você imagina, mas será ótimo pra você".

Também surgiram caminhões de dúvidas quanto às muitas exigências em relação à minha exposição, à cessão dos meus direitos de imagem por anos a fio, e tudo o mais que aqueles papéis implicavam. E eu, lá do cantinho do meu cativeiro, fiquei por algum tempo matutando sobre as consequências daquela simples assinatura. Nem que eu soubesse, eu nunca saberia. Naquela situação de isolamento, o que hoje parece absurdo, acabou se relativizando, e minhas opções se afunilaram. A única coisa que eu tinha era aquela previsão da taróloga: um contrato muito louco, com supostas vantagens previstas pelas estrelas. E eu já estava lá mesmo, né? Não ia perder a viagem! Ali, diante de mim, estavam o papel e a caneta, e não havia mais ninguém a quem hoje eu pudesse culpar ou agradecer pela atitude tomada.

(Que ingratidão! Eu sempre falei no seu ouvido!)

— Ah, é? E nesse dia você me falou o quê?

(Pergunte lá pros seus anjos!)

JUJU
Ei! Me inclua fora dessa!

JOJÔ
Nunca te abandonamos, Leka.

— Ah, pronto! Agora vocês vão fazer um debate?

(Tô só fazendo um "suspanse...)

JOJÔ
Ué, por quê?! Todo mundo sabe que ela assinou!

JUJU
Apesar dos nossos protestos.

— Posso continuar a história?

Era pegar ou largar. Mesmo insegura, peguei. E entreguei pra Deus, sem tempo para refletir se eu estava prestes a ficar frente a frente com uma nova oportunidade ou com uma grande roubada. Como avaliar?

Vale lembrar que até nesse departamento as coisas eram muito diferentes do que rola atualmente. Hoje, quando algum novo BBB recebe seu contrato, sabe exatamente onde está se metendo e, principalmente, os riscos que corre. Os advogados já estão escaldados sobre as regras que antes eram novas, os diretores já sabem exatamente como se dará a nova edição, a engrenagem já funciona pra todos os lados maravilhosamente bem. Mas aquela era a primeira edição, e ouso dizer que carpimos juntos, direção, elenco e apresentadores, aquele novo terreno.

A partir daquele jurídico "sim", entraram no meu quarto, pegaram relógios e celular, desligaram a TV aberta e fizeram aquele meu investimento nos 27 livros não valer centavo algum, pois todos foram confiscados. A única coisa que li naqueles dias no hotel foram as opções de cardápios que chegavam com meu café da manhã, trazidas pelas mãos do segurança, que ficava de plantão na porta sem nunca dizer palavra...

Certa noite, lá pelo quinto dia confinada naquele quarto, abri a porta e pedi a ele que falasse comigo só um pouquinho, por favor, já que o agito dos primeiros dias havia ficado pra trás, e agora eu passava todas as minhas horas olhando pro teto, pensando na morte da bezerra e esperando pela minha também. Sua resposta foi um simples gesto negativo com a cabeça.

Entendi que aquela espera era uma espécie de preparação para o que estaria por vir. Ou uma primeira provocação de muitas que, provavelmente, viriam depois.

Por fim, e por incrível que pareça, achei esse momento de "desconexão" importante. Uma espécie de "incubadeira" pra algo muito grande e definitivo que estava por vir. Era como se aquelas quatro paredes guardassem os últimos momentos da vida que eu conhecia até ali. E era ali também que eu me despediria dela. Abrigavam uma pessoa que teria sua vida modificada irreversivelmente, pro bem e pro mal, e com elas dividi meus últimos momentos da Leka desconhecida de um público com o qual eu nem sabia que me relacionaria.

E como a força envolvida nessa nova vida era das maiores possíveis, qualquer ritual de passagem e preparação era muito bem-vindo.

*

Os dias seguiram lentos nesse meu primeiro cativeiro. Eu e meus pensamentos. Respeitei todas as regras que recebi e, depois fui saber, não foi assim com todo o mundo. Burlando as normas, meus oponentes já haviam começado a traçar o começo do jogo.

O fato foi que, nos primeiros dias de hotel, em todos os televisores dos quartos onde estávamos, foram bloqueados o acesso aos canais abertos de TV, onde apareciam as chamadas do programa, já mostrando quem iria participar. Eu respeitei o bloqueio, agradecendo por pelo menos poder assistir aos canais a cabo, até porque não tinha outro jeito.

Ou, pelo menos, era o que eu pensava.

Mas os meus vizinhos de quarto, futuros coleguinhas de casa, bem *malanders*, conseguiram fazer um "gato" com os fios das TVs e passaram a assistir a todos os *teasers* do programa com a maior atenção, já conhecendo quem iria participar e tecendo suas estratégias. Esperteza que, posteriormente, quando foram descobertos, nos fizeram perder de vez o acesso à TV, transformando nossos dias num tédio absoluto. E como se não bastasse eu pagar com a minha ração de entretenimento por aquela ideia genial, eles seguiram no seu objetivo de já começar a competição logo ali, passando a se comunicar pela janela do hotel, onde combinaram que EU seria a primeira vítima: na minha apresentação apareciam trechos da minha vida, e eles então, julgando que eu não precisava de dinheiro, logo combinaram que eu seria o primeiro alvo. Parece que houve uma espécie de "julgamento" entre eles, e os punidos seriam "A rica" (no caso, eu – que nem era rica nem nada) ou "O mais velho". Era um grupo de umas cinco pessoas, responsáveis não só pela retirada das TVs como também, em poucos dias, por uma mudança repentina de cativeiro. Mas isso tudo eu soube só muuuuito tempo depois, porque pra mim, até ali, o exercício era manter a ansiedade sob controle.

Delícia de começo, né?

Quando eu soube disso, quase morri de raiva. Porque aquele "combinadinho" me custou uma fase bem dura no início da nossa convivência, com as pessoas já predispostas a me odiar. Ter conseguido reverter essa atmosfera foi um dos aprendizados que carrego, até hoje, dessa experiência social: rótulos podem, sim, ser transpostos.

Até o da *super bitch*.

*

Após uma semana aprisionada dentro daquele quarto de hotel, ganhamos algumas malas e *nécessaires* com nomes para colocar nossa "bagagem". O que poderíamos ou não carregar seria selecionado pela produção do programa, a fim de não usarmos logos e marcas, bem como certas cores que ficariam em desacordo com cenários, luzes e demais questões técnicas. E tudo tinha que caber apenas nas malas fornecidas. O monte proibido ficaria lá, fazendo companhia aos meus livros, esperando a hora da saída.

Obediente e de malas prontas, aguardei meu chamado, ansiosa, certa de que tudo iria começar. Mas não. Simplesmente mudamos de hotel, num esquema de fazer inveja a Madonna, tamanho o cuidado e sigilo da operação de transferência.

A espera pelo início do programa gerava uma sensação que fazia o ar rarefeito e dificultava a respiração. Com a passagem daqueles lentos dias que precederam a estreia, o nervosismo já atingia os mais altos níveis de ansiedade. A espera de que o *start* fosse dado a qualquer momento e que o tal jogo (estranho pensar que minha vida seria parte de um jogo, aliás, como era mesmo esse jogo?!) começasse pra valer, sem ter a menor ideia de quais eram os planos ou critérios, alimentava angústias e dúvidas, ao mesmo tempo em que, paradoxalmente, o estômago acusava aquele friozinho bom que sentimos quando estamos diante de um passo decisivo. Eu me sentia caminhando pelo incerto, de olhos vendados, mas também com aquela estranha alegria que a coragem faz nascer no coração, e que anda de mãos dadas com a segurança de se saber forte.

Pra mim, uma sensação das melhores, que só tomamos contato quando saímos completamente da nossa zona de conforto, quando quebramos nossas bolhas protetoras... E a hora chegou.

Pode saltar!

Lembro-me do choque que foi deixar a minha cela glamorosa, calma e silenciosa para ganhar a entrada do hotel, onde uma multidão de pessoas e parte expressiva da imprensa gritavam meu nome, como se, durante aquele tempo em que eu fiquei isolada, eu houvesse realizado algo grandioso, maior que tudo o que fiz até ali. Como se eu tivesse entrado numa cápsula que me transformara em alguém realmente relevante para a humanidade. Montes de perguntas soltas, algumas perturbadoras. Uma curiosidade acerca da minha vida, de onde eu vinha ou quem eu era, que me fez ficar assustada, à beira mesmo de um ataque de nervos. Respira. Controla. E vai...

Eu havia entrado num tubo de raios catódicos amplificado pela superforça da Vênus Platinada. Comecei a experimentar, ali, o poder do quinto poder, que me fez sentir na pele a força devastadora de manipulação que constrói mitos, heróis e anti-heróis, não apenas com a sua voz, com o alcance de suas antenas, mas encontrando brechas através da solidão e da miséria humana, na sua eterna busca por aceitação.

E ali estava eu... Realizando o devaneio de sucesso imediato de toda uma geração que cresceu sonhando com o amor livre e exagerado que Cazuza eternizou, e que cada vez mais necessitava urgentemente do rótulo de VIP para se sentir especial. Que não consegue se sentir um ser existente sem o testemunho devocional de milhares de seguidores, que mede o sucesso pela centimetragem, pela quantidade de capas de revistas que conquistou (não importa a que custo), e que sonha com poder, dinheiro e fama como condições primordiais de felicidade.

A imagem, só a imagem, sempre a imagem.

(Quando foi que a foto se tornou mais importante que o momento?)

Mas, mesmo carregando parte dessa consciência misturada, a frio, naquela efervescência de emoções, me fiando naquela parte de mim que ainda acreditava nessas estúpidas promessas, cruzei a passos firmes e coração aberto a porta de entrada. Sem a menor ideia do que aconteceria com a minha vida a partir de então, mas absolutamente disposta a viver, da maneira mais verdadeira e intensa possível, aquela experiência. Uma das mais incríveis da minha vida.

Ali, naquele momento, eu me joguei com tudo e sem olhar para trás.

Ainda bem.

Se eu tivesse olhado, veria que, no exato momento em que eu coloquei meus pés no cenário que seria minha casa nos meses seguintes, minha vida anterior havia se desvanecido. No exato momento em que fiz essa escolha e que a primeira lente da primeira câmera registrou aquele ato para o Brasil inteiro ver, todo aquele castelo da Rainha da Noite, coberto de brumas douradas, levantou definitivamente sua ponte levadiça, reduzindo minha credencial *All Access* a cinzas.

Ao ingressar no Big Brother Brasil, eu havia cometido um crime inafiançável para esse mundo triple A: ser popular. Vulgo, acessível.

Após minha entrada naquela casa, eu só voltaria a ver o mundo como uma ex-BBB. Ali acabaria a história da menina do Paraíso, da dona do *valet*, da PR, a Dona da Lista, da filha, da amiga, da profissional jovem empresária. Ali nasceria a Leka, uma personagem mais forte que qualquer nome, sobrenome ou feito. O preço a se pagar. O carimbo do passaporte.

Da vida pro cenário. Do concreto pro ilusório. Do certo pro duvidoso. Do real pro ideal. Mas, ao mesmo tempo, e sem saber por que, tendo a estranha certeza de que esse era o passo a ser dado.

*

A experiência do confinamento tem uma particularidade: não é permitido ter notícias de nada, é imprescindível ficar alheio ao resto do mundo. Isso pode parecer simples – afinal, tudo tem data para acabar e é só aguentar um pouquinho –, mas só quem vive esse tempo fora do calendário conhece a sensação da ausência que ele provoca.

Quando topei participar desse *reality*, tal como contei aqui, não tive muito tempo para pensar nas consequências, ou pesar os prós e contras. Pesar, aliás, era sempre um problema, então, pelas dúvidas, eu fui por impulso mesmo.

Para falar bem a verdade, não foi só isso. O que facilitou também a decisão foi o fato de a minha vida já estar pedindo novos ares. Eu precisava urgentemente dar um tempo naquela carreira alucinada, parar de viver o mundo da noite. Tudo estava demais: festas demais, trabalho demais, bebidas demais. E antes que você grite pelo fato de eu apresentar isso tudo como um "problema", saiba: esse mundo só é feito para *parecer* ideal. Quem está lá, especialmente trabalhando de lua a lua, sabe o custo físico e emocional de sustentar um ilusionismo que seria desafiador até para Houdini: criar um véu de vida perfeita sobre os escombros de um país totalmente pilhado.

Não se cria uma ilusão sem tomar parte dela.

Não se toma parte disso sem abrir mão de uma parcela da sua identidade.

A mudança de identidade, aliás, é condição fundamental para ingressar num universo de eleitos. O RG é outro, selado com carimbo de ouro e com o retrato de Dorian Gray.

Portanto, em certa medida, o BBB promoveu um resgate na minha vida. O que é bem estranho e paradoxal, porque ali, naquela casa, tudo é feito para que se perca o pé de quem se é. O experimento não é feito pra isso? Para "revelar" o ser humano no seu estado mais primitivo? Não é isso que o jogo propõe?

Não, amiguinhos. Eu estive lá dentro e posso falar com propriedade: o que vocês veem desfilando na telinha não é a "verdadeira essência da humanidade", é apenas a face do puro terror e do ego abalado. São nossas emoções e feridas expostas, sangrando em público, cercadas por olhares curiosos e julgamentos, ora generosos, ora tiranos, embalados pela coragem do anonimato. A violência que se testemunha não é fruto de uma natureza selvagem, mas da nossa própria fragilidade e insegurança. Não, isso não é natural. É condicionamento forjado na cultura de escassez, e isso nunca será dito pela tese televisionada que quer requentar a marmita de Hobbes, aquele viradinho de homem-lobo, lobo-homem, um devorando o outro. Mas não seria esse show apenas a entrega dessa cultura da escassez já tão intrínseca na sociedade corporativa quanto na social em forma de espetáculo? E também não é esse o papel da arte?

A pergunta é: a quem serve essa hipótese?

A quem interessa que a gente viva com medo da própria humanidade?

(Tá virada na filosofia, é?)

– Nunca é tarde pra começar a refletir, Grila...

(Nunca é tarde pra nada, amiga. Só para aquele coelho chato da Alice.)

Também não era tarde para tomar outro rumo.

Paradoxal ou não, o BBB era o que a vida havia me apresentado. Pelo menos aquele seria um lugar diferente, em que eu poderia tornar a respirar um ar com menos fumaça. Livre da seita de Magrá. Livre da Rainha da Noite. E pronta para ser outra, embora não tivesse a menor ideia de como fazer isso. E havia ainda a busca inconsciente e desesperada da menina sem autoestima, que queria conquistar os mais altos lugares de poder para que o externo lhe convencesse daquilo que internamente ela não conseguia se convencer... E numa sensação de satisfação, muito oposta ao ódio que sempre tive do meu corpo e da minha própria imagem, ter conquistado a esfera do poder social e sucesso financeiro fez com que algum lugar dentro de mim se sentisse muito potente. E saborear a confiança de ter esse lugar em que eu realmente gostava de mim fez valer a pena cada ofensa da Magrá. E como toda conquista, pra quem não se basta nunca parece suficiente, eu busquei mais...

(Miga, só uma pessoa em estado alucinado se dá uma segunda chance em estado de confinamento.)

– Pois é, gente. Essa era eu.

Era quase uma alucinação mesmo. Confinada há quase dois meses, sem absolutamente nenhuma notícia de família, amigos, fatos, eu já nem sabia mais quem era aquela do outro lado do espelho.

Por ser a primeira edição, éramos cobaias de limites que todos os dias tentávamos transpor. Sentir-se em casa era muito difícil. Aquele lugar que as pessoas veem dos seus sofás, tomando uma canja quente, é um estúdio de televisão, e vivendo lá dentro não dá pra esquecer isso. E numa situação de escassez de tudo (comida, amigos, informação, privacidade e tantas outras coisas), é bem fácil haver competição. Desconfiança e desconforto colam na pele como sal saindo do mar. Diferenças culturais, sociais, religiosas e por aí vai ensinam alguns e desafiam outros. Pegando tudo isso, jogando num caldeirão e entregando aos melhores (o BBB é feito por uma equipe muuuuuito séria e competente) de cada área – dramaturgia, jornalismo, edição, direção, produção, entre tantas outras – e ainda, tendo recursos intermináveis para transformar isso em show, você tem um sucesso! E como a TV é uma concessão pública, quem dita o caminho é o gosto do público. Uma história que é escrita a muitas mãos, inteligências, visões e emoções.

Naquela fase do programa não existiam tréguas ou compensações, como vídeos de familiares, assistir a um filme ou jogo de futebol, nem em sonho rolaria um voo de helicóptero conquistado depois de uma prova de resistência. Nada disso acontecia no começo.

– Não tô querendo fazer a magoada, tá? Apenas mostrar as emoções que afloraram nessa primeira edição.

Não tínhamos a menor ideia do que estava sendo feito com a nossa imagem, não havia nenhuma referência. Não sabíamos sequer se o programa era semanal ou quinzenal, se tinha entradas ao vivo, se era popular... Nada de academia (não, não tinha uma esteira pra dar uma corridinha se alguém te enchesse o saco...), ou *hobbies*. Nenhuma leitura era permitida.

Havia também desconhecimento a respeito da repercussão do que acontecia ali dentro, em cada ato nosso. Por exemplo, eu não deitei na piscina com a bunda virada pra cima imaginando que isso me "renderia uma *Playboy*". (Aliás, quase desmaiei quando soube, na coletiva de imprensa logo após sair do programa, que havia recebido um convite – as senhoras que me aplaudiam quando eu perdia peso nas reuniões do salão da igreja me ovacionariam se ouvissem essa...)

Éramos tontos e espontâneos, fadados a participar de uma convivência intensa com estranhos em situação de disputa, sem segurança de nada e sofrendo uma exposição devastadora da intimidade, para a qual ninguém havia se preparado. Isso sem falar na agonia que dava viver na dúvida... Porque, muito além das pequenas dúvidas que a situação já implica por si só, nós não tínhamos a menor ideia do quanto nossas vidas seriam afetadas.

Para falar a verdade, se tivessem nos contado que aquilo que estávamos vivendo lá dentro havia se tornado um fenômeno nacional, que as pessoas estavam parando suas vidas para assistir, comentar e discutir o que acontecia naquela casa, eu não sei se acreditaria. Afinal, que graça poderia ter ver um bando de gente entediada e acuada comendo, festando, dormindo, tirando catota do nariz, fofocando, peidando escondido, tretando por nada, por pura falta de coisa melhor pra fazer?

Será a mesma curiosidade mórbida de quando paramos o trânsito de uma rodovia para ver um acidente?

Será pura falta do que fazer, também do lado de fora?

Ou será que é porque o cotidiano apresentado nesse programa, que muitos dizem ser uma "vida fake" – já que é editada –, revela o estado no qual estamos vivendo há muito tempo, e que se espelha ali, naquele jogo de eliminação?

*

Rituais de sofrimento.

Esse é o título da tese de doutorado escrita pela socióloga Silvia Viana, que, nove anos depois dessa primeira edição do BBB, faz um estudo bem profundo dos *reality shows*.

Não, ela não exagera no nome.

Não se deixe enganar pelos drinques e pela vida fácil, nem pela promessa dos prêmios ou pelo futuro promissor capitalizando a fama. Todas essas "vantagens" encobrem um sofrimento velado, não porque não pode ser mostrado, mas porque ninguém mais consegue ver, por pura anestesia.

Não julgo. Sem esse entorpecente, talvez não aguentássemos. Com essas distrações – a magia do circo incessante – nossa dor fica difusa, a ponto de não entendermos mais de onde ela nasce. Eu posso te falar, sem hipocrisia, que não sabia onde estava entrando, mas, uma vez lá dentro, uma coisa é certa: a gente se acostuma.

Ou, segundo Silvia, já estávamos acostumados, já que essa é a vida que estávamos vivendo havia algum tempo. Por isso, acompanhar um bando de pessoas lutando pela sobrevivência e se sujeitando até mesmo a alguns tipos de humilhação de livre e espontânea vontade, não apenas soa natural, mas digno de se assistir com pipoca. É o que tem pra hoje. Ou melhor, é o que tem pra gente desde o começo da Guerra Fria, em que o sonho de um lugar para todos se transformou em um cenário distópico. *The day after*. A ameaça nuclear. Não tem mais lugar pra todo mundo, os recursos estão acabando, a população crescendo, socorro, SOS humanidade. O terrorismo do último quadro do Fantástico abrindo a nossa semana com o show da vida, que misturava a anarquia maravilhosa do Ney Matogrosso...

(Salve, homem com H!)

... ao futuro (e inevitável) apocalipse.

(Credo! Com um planeta fértil desses, caímos nesse conto do vigário?)

- Não era só o vigário, né? Era só a mídia mundial e Hollywood em peso.

(Aff, como a humanidade é influenciável...)

Tudo. Coisa. Do. Mercado.

A distopia, na verdade, era apenas uma: o declínio do sonho (americano) de consumo, vulgo capitalismo. O mito do fim das utopias (quem se dá o direito de declarar uma coisa dessas?), geração sem rumo e sem futuro. "Viva o momento, é só o que você tem". – *Carpe diem.*

Não, não adiantaria se esforçar, estudar pra ter um bom emprego e depois prosperar. Isso engastalhou na geração dos meus avós. Meus pais mal e mal se bancaram, e a minha geração já estava fadada a lutar pelas migalhas, enquanto sonhava em ir para a Disney.

(Pelo menos já estavam acostumados a passar fome, com tanta dieta.)

- Nossa, Gríla, que piada de mau gosto!

(É nada. Com a mente ocupada em contar calorias, quem iria reparar nessa farsa?)

- Pois é. Só agora, que a casa caiu.

(É tudo cenográfico, se reconstrói rapidinho. Quer ver?)

Não dava pra ver.

O disfarce era bom demais. Em vez de assumir que o modelo era uma mentira deslavada, preferiram usar o velho e bom "dividir para reinar". E como a dança das cadeiras já era parte do repertório infantil, nada mais fácil que implementar essa realidade como um grande jogo. Dessa forma, em vez de perceber que simplesmente não havia cadeiras suficientes – porque alguns poucos sentavam sobre um trilhão delas –, nossa atenção era direcionada para a outra mão do mágico de Oz, aquela que acenava o grande prêmio ao vencedor.

Meritocracia?

Não. Eliminação negativa. Não vence o melhor, vence o que sobra. O que aguenta. O melhor soldado. Ainda que volte com marcas, ainda que volte sem pernas, a mutilação é parte do jogo e digna de medalhas. Ou da fama e do primeiro milhão. Mas não foi o criador do programa que inventou esse sistema. Ele só organizou as coisas para que se tornassem mais interessantes na televisão. Para entreter com a mesma matéria que engolimos sem questionar.

(Quanto disso tudo você percebia naquela época?)

- Grila, não faz pergunta que você já sabe a resposta.

(Era só pra deixar registrado o poder de transformação de uma pessoa.)

- Alguém, dentro de mim, já dizia que havia algo estranho no reino da Dinamarca, mas eu não sabia de quem era essa voz...

(Não era do Shakespeare?)

JOJÔ
Não! Era a genteeeeeee!

JUJU
Foi muita hora extra, Jesus!

JOJÔ
Shhh! Tá cobrando o chefe?

JUJU
Quem tem chefe aqui? Estamos no Paraíso, esqueceu?

JOJÔ
Desculpa, foi uma memória da minha última vida proletária no inferno.

JUJU
Me conta mais desse babado!

JOJÔ
Juju, o livro não é sobre isso!

- Mas, já que o assunto é o diabo, vou contar da minha primeira prova de fogo.

JOJÔ
Ai, Leka! Jura que quer reviver esse dia?

JUJU
Deu um trabalho do cão pra te consolar!

JOJÔ
Vai mesmo cutucar a ferida?

- Eu preciso, gente. Se ficar passando pano no absurdo, fica fácil falar que tortura nunca existiu.

JUJU
Peraí, você não tá comparando seu realityzinho com os porões da ditadura, né?

- Claro que não, Juju! Mas que uma coisa cria cultura pra outra, é certeza.

(Arrasô, amiga!)

- Demora, mas a ficha cai.

Porque, numa disputa como essa, em que todas as suas forças estão concentradas no objetivo de sobreviver, em que a situação proposta implica fazer a existência do outro ser humano ali não representar uma companhia, uma complementação, mas uma ameaça à sua existência... Só se aguenta deixando para trás um pouco da nossa empatia. E nossa (ultrapassada?) capacidade de perceber o outro em profundidade. Alguns dos que têm mais controle emocional, inclusive, optam por fugir de conhecer o outro porque temem não conseguir sufocar o humano, que em algum momento tem a necessidade de se expressar. Eu não via nada disso naquela época. Mesmo que visse, nunca iria por esse caminho. Minha natureza é a emoção. Confesso que, naquela situação, perdi muito da minha capacidade de ver o outro. E não foi uma escolha consciente. Foi simplesmente consequência de estar ali.

Mas dentro de um jogo racional, não há tempo pra isso. E se estamos dispostos a cortar o nosso próprio braço por um ideal, por que nos importar que a outra pessoa perca o seu?

Não é nada pessoal, mas cada um que lute.

Esse era o espírito.

Uma mosca por dentro das quatro paredes

Quer saber como era lá dentro, mas visto de dentro?

Vou começar pelo pior dia possível.

A prova da balança. Eis um pedacinho do inferno na minha memória pessoal.

Lá estava eu, frente a frente com aquele momento "desafiador", a nova palavra criada para falar do horror.

Fiquei sem ação. Engoli a seco e, sem que ninguém soubesse a dimensão da cratera que se abria no meu peito por expor meu peso, ao vivo, para bilhões de pessoas assistirem, eu subi naquela balança. Uma máquina aparentemente inofensiva, matemática, mas de números grandes e assustadores, sustentando o peso do pesadelo que me assolou por tantos anos.

Enquanto eu vivia esse inferno privado em rede nacional, me perguntava como aquilo estava acontecendo comigo. Subi na balança me dilacerando, num movimento que buscava na aceitação do outro a resposta que não encontrava em mim... Subi levando comigo a menina que nunca ficou de biquíni na frente dos amigos, a mulher que sempre abaixava o *dimmer* da luz enquanto tirava a roupa, e cada uma de todas as minhas amigas que se torturaram e dividiram comigo, ao longo dos anos, seus mais malucos sofrimentos pelos mais diferentes tipos de inadequação com seus corpos. Inadequações reais ou psicológicas.

Aquela era uma prova pra ganhar a comida da semana. O desafio, aparentemente simples, era que os participantes, somados, aumentassem o peso total da casa em 5 kg, num curto espaço de tempo. Para isso, como critério de comparação, precisariam expor o seu peso antes da prova, aquele pequeno número acusado pelo mostrador. Assim, brutalmente, como quem exibe os dentes num sorriso cariado.

Como um simples instrumento de medição pode desencadear tamanho terror?

Eu nunca conseguiria explicar isso dentro do terreno da racionalidade. Apenas no campo pantanoso das fobias.

Entenda: sou do tipo que acha que balança deveria ficar dentro de um confessionário vazio, de luz apagada, escondida até dos pensamentos. Por outro lado, de tão íntimas que somos, eu já conhecia todos os seus segredos e também as técnicas para driblar sua implacável sentença. Por exemplo: me pesar no dia seguinte de um porre? Nem pensar. No período menstrual? Nunca... Há dias específicos, precisos, em que a balança não te vence. É necessário o controle.

Mas, para que você leia isso sem me achar (inteiramente) insana, preciso explicar como isso funciona *dentro* de mim.

De uma hora para outra, por uma razão aparentemente aleatória (mas que nunca é), o meu dia simplesmente vira de cabeça para baixo. Sou tomada por uma visão fantasmagórica, como uma névoa pesada, um clima difuso, onde parece que toda alegria desaparece, me deixando refém de uma atmosfera de tensão.

Essa dinâmica é completamente paradoxal, como se eu fosse duas em uma, e uma o avesso da outra. De um lado, eu tenho um lugar muito seguro... Eu confio totalmente no que minha mente é capaz de produzir, na minha capacidade de realizar... Eu sempre fui corajosa, audaciosa, nunca duvidei de nada que eu fiz. Por outro lado, a minha insegurança em relação ao corpo me joga pro lado oposto.

Um sequestro da consciência.

Em geral, o grande provocador disso tudo é o meu próprio peso.

É mais ou menos assim: eu nunca fui magrela, mas também nunca fui gorda. Tenho 1,71 m, e se eu viver uma vida sem grandes restrições nem excessos (aquela coisa equilibrada que sempre assusta um compulsivo intenso), meu peso natural é 70 kg. Mas, no meu critério, o natural nunca é o ideal, e, numericamente, "alguém" me convenceu de que quem pesa 70 não pode jamais ser magro porque 70 é muito! Então, eu passei a vida inteira me impondo os mais terríveis sacrifícios para chegar aos 60 kg – aquele lugar em que projeto minha felicidade (quando eu tiver 60 kg, eu vou fazer uma surpresa pro meu marido, ou vou usar aquele vestido dos sonhos que eu comprei e nunca acreditei poder usar, ou vou à praia caminhar livremente de biquíni, e assim vai, numa enxurrada de sonhos não realizados e momentos que foram roubados por hiatos de consciência). É importante dizer que todas as vezes que conquistei esse peso, as pessoas me perguntavam se eu estava doente, me achavam feia. Já eu gostava mais de mim assim. Mas achava que precisava de mais. E sempre calculava um peso menor pra ter uma "margem de erro" e poder comer compulsivamente às vezes, sem me colocar em um lugar de "risco". Esse era o método para driblar o meu método.

O ápice da felicidade por muitos anos na minha vida era o simples fato de pesar 60 kg. Com 65 kg consigo levar uma vida "normal", sem a liberdade de vestir qualquer coisa que eu queira ou de caminhar de biquíni, mas consigo ter uma vida social.

A partir de 68 kg, soa um primeiro alerta, e o assunto "peso" começa a tomar conta de mim. Nesse momento, a tia Jô, aquela pitoresca personagem do meu álbum familiar, sofre uma metamorfose digna de um Mr. Hyde, ou o Mun Rá, dos Thundercats, transformando-se numa forma pegajosa, cheia de papadas, sádica, mais parecida com o *Jabba the Hutt*, do Star Wars, do que com uma figura com a qual tenho algum parentesco, mas à qual eu me submeto absolutamente.

E entre os 68 e os 70 kg é como viver sob uma forte ameaça. E eu passo a temer minha próxima crise de compulsão. E, ao longo da vida, tentei manipular seu foco – compras, jogo, bebida, comida.

E quando o número que aparece é 70 ou mais, sinto minha vida, escorrer por entre os dedos, porque a partir daí o controle não é mais meu. E mesmo que parte de mim implore para que esse monstro não me cale a razão, chega sempre o momento em que ele me engole.

E eu passo a não querer mais conviver com as pessoas. Não quero que me vejam. Uma fraqueza devastadora me abala e se eu pudesse não sairia mais da cama. Tenho medo que percebam. E sinto tanta culpa por sentir isso tudo tendo um corpo bonito e saudável, que o sofrimento vira a condição.

Então, ao simples ruído dos meus pés sobre a balança, meu suor fica mais frio, e a voz da tia-megera-Jabba começa a soar mais forte, determinante, tomando a frente nas minhas ações e dizendo o que eu devo ou não fazer, e os lugares onde eu caibo e onde não caibo.

Ao mesmo tempo que eu vivo essa aflição, existe em mim uma consciência de que ela é feita de puro delírio. Mas essa percepção é infinitamente mais fraca que a compulsão, e fica como uma triste testemunha da minha submissão. O que torna as coisas bem estranhas, como se eu fosse uma daquelas figuras de Picasso. Eu começo a me ver de uma maneira irreal, como se fosse a própria figura disforme que me assombra, numa alucinação tão colada à realidade que me impede completamente de ser vista, ainda mais por muita gente.

Agora, imagine sentir tudo isso, além de ficar exposta para todo o Brasil.

E, ainda, pega de surpresa.

*

Não haveria tempo para escolher o momento adequado. E o meu corpo parecia dormente enquanto eu subia naquela pequena plataforma, aguardando meu veredicto numérico. Tudo, absolutamente tudo, gritava dentro de mim. E enquanto eu me sentia mais frágil que uma folha ao vento, o público, do lado de fora, provavelmente me via como aquele alguém que ocupa um lugar de poder.

Ooooooi?!

Eu ali, paralisada diante do simples ato de me pesar, estaria mesmo passando algum sinal, pra qualquer pessoa, que pudesse se relacionar com algum poder?!

Siiiim!

Eu estava na televisão, envolta pelos super-raios da Vênus Platinada, isso já era mais que suficiente para me colocar nessa outra prateleira: a da celebridade.

(Confesso que isso não é pouco. Ao contrário, essa massagem no ego muitas vezes me seduziu por me apontar a possibilidade de que, talvez, naquele lugar de diva, eu pudesse encontrar a tão desejada paz com o meu corpo que nem os remédios mais fortes ou as dietas mais restritivas foram capazes de me trazer.)

Será?

(Hã, hã!)

- Nem começa, Grila.

(Nossa, que sensível! Só falei hã, hã!)

- Esse negócio mexe comigo! Pior é que ninguém acredita, acha que é frescura.

(Sem julgamentos, amiga. Ninguém aqui é normal.)

- Aliás, o que é normal?

(Aposto que todo o mundo tem uma tia Jabba para chamar de sua.)

Enfim, nos pesamos.

Logo após o ritual, a nova meta de ganho de peso coletiva foi estabelecida, ao longo de quatro dias. Era até razoável, afinal, o que são 5 kg distribuídos num grupo de pessoas?

O problema é que a palavra razoável não cabe num *reality*, e logo que o objetivo se desenhou, começou o que me parecia uma orgia de compulsivos que comiam como se o mundo fosse acabar. Comer sem culpa, comer para engordar mesmo, comer porque era a prova, porque era o desafio, a ordem era engordar, subir os ponteiros da balança, ou os dígitos, ou as calorias, comer como disciplina para garantir o próximo comer. Diante daquele ato de jogar o universo goela abaixo tendo o engordar como fim, não me contive. Foi como um curto-circuito, uma informação que conflitava com todas as mensagens que eu havia enviado ao meu cérebro nos últimos anos.

O pecado da gula, o alimento como impureza, ainda mais assim, naquela quantidade, sem critério, sem limites, sem noção, sem vergonha...

Sem condições.

Não dei conta.

Num impulso purgativo, uma necessidade urgente de expulsar de mim todos os excessos, induzi o vômito. Não protegida, nem em segredo, como nos banheiros das baladas. Não durante o rito íntimo e secreto, compartilhado apenas pelas sacerdotisas da Seita da Fome. Aquilo acontecia de forma escancarada e solitária, à luz dura dos refletores, sem ter com quem compactuar o delírio ou dividir o gozo da purgação. Não haveria prêmio, apenas humilhação. E também a devastação da privacidade, a dúvida da aceitação, o medo do que viria depois, e ainda o golpe final - a *nova* prova da balança, para aferir o resultado.

Tudo isso em ebulição dentro de uma personalidade compulsiva e ansiosa era, no mínimo, uma combinação bombástica. Eu não tinha a menor ideia, já que ainda estava em confinamento, de como as pessoas que me assistiam iriam reagir àquele espetáculo. Eu jamais poderia imaginar o quanto aquelas cenas e o assunto da bulimia estavam sendo abordados.

Hoje sei que levei para aquele momento de purgação pública e silenciosa muito de uma dor coletiva, enraizada na nossa cultura há tantos anos que, contar apenas com a informação de que deveríamos amar nossos corpos como eles são, não dá conta de desconstruir.

Eu sabia que esse era um sofrimento invisível. Mas não que cabia a tanta gente.

Isso eu só saberia depois.

Encerrando a prova, ao me pesar novamente, concluí que, de tanta ansiedade, eu não só não havia aumentado um grama sequer, como havia *emagrecido 3 kg*. O que antes seria motivo (ao menos para mim) de comemoração foi a razão de uma enoooorme treta.

Como eu pude pensar só em mim e não me entupir de comida, até pelo menos engordar um mísero grama?

Como eu ousava ser tão egoísta?

Tão do avesso?

Afinal, éramos todos tão colaborativos!

Ou não?

*

Pelo menos era isso que parecia: que éramos animais na arena.

Por sorte (nossa), mesmo naquela situação deplorável, com um pouco de silêncio era possível perceber outras camadas daquela experiência. Camadas invisíveis ao telespectador que, de alguma forma, atravessavam a pele da nossa intimidade e as paredes do cenário, nos aquecendo alguma parte da alma com a possibilidade de sua presença invisível e silenciosa, mas que nunca transporia a película de vidro das telas de televisão. Quem esteve lá dentro, como eu, pôde se deparar, vez ou outra, com um ingrediente que nos salva: a subjetividade humana.

Para mim, era estranho constatar que, ao mesmo tempo que disputávamos, éramos também cúmplices, pois estávamos escrevendo a mesma história. Aquilo nos igualava tão profundamente, dividir aquelas sensações tão primitivas, que era pra mim assustador: o que eu tinha a ver com todas aquelas pessoas? Com todos aqueles participantes, que desfilavam com seu rico cardápio de loucuras logo ali, na cama ao lado? Os escolhidos para uma parada – o que era mesmo, exatamente, essa parada?

Logo que entramos, me lembro de um dia ter olhado ao redor tentando traçar quem era quem ali – um dos meus novos parças, o único que estabeleceu uma conversa direta com o telespectador, andava pela casa com pinta de galã e falava com as câmeras em tom solene pedindo pela paz no mundo e mandando beijos para Florianópolis... Um carioca marrento e um baiano invocado travavam sua disputa, enquanto um fortão aprendia novas coreografias em frente aos espelhos... Enquanto isso tudo acontecia, um franco-angolano estiloso de sotaque carregado chorava em silêncio a ameaça de ser deportado do país que amava.

Já ouviu a expressão "se cobrir vira circo, se cercar vira hospício"? Pois ali era tudo junto. E váááárias vezes me perguntei "O que é que eu tô fazendo aqui?!"

Para aplacar um pouco toda aquela inadequação, é claaaaro, eu bebia. E também, como você já sabe, porque eu adorava beber. E se eu já tenho a tendência de falar merda sóbria, imagina em modo etílico! Quer dizer, não precisa imaginar, é só lembrar ou rever. Tá tudo ali, gravado. Um porre atrás do outro, as tretas consequentes, e também aquele estado que me faz virar uma comediante involuntária. A típica bêbada engraçada. Ou a "maluca Almodóvar".

Foi numa dessas que eu perdi meu *status* de vilã da casa e passei a ocupar o estranho trono da Rainha Louca, como uma vez me batizou o Pedro Bial. E, por mais estranho que pareça, depois de um tempo naquele mundo, esses novos papéis foram se acomodando, e as personalidades emergentes naquele circuito fechado passaram a ocupar o controle dos nossos eus.

*

Apesar de toda aquela insanidade, a vida é, de fato, maravilhosa. E ter vivido essa experiência social foi incrível, inesquecível, uma viagem das mais fantásticas a um lugar de mim que amei ter conhecido nessa vida e que nenhuma outra situação me faria descobrir.

A carência de uma experiência além do superficial emite um certo chamado, e nossa consciência, mesmo que tentemos nos apartar dela, corre atrás dessa necessidade profunda. Aos poucos, fui sobrepondo o terror da competição ou a gangorra entre torpor e ressaca a algumas experiências bastante peculiares e difíceis de descrever. Por mais absurdas que pareçam, foram elas que alimentaram minha sede por algo além de me sentir uma rata de laboratório. E foi durante as madrugadas, naquelas horas de profundo silêncio, em que a histeria dos egos dá espaço à quietude do ser, quando eu pude experimentar algo novo.

Sempre fui insone e, à noite, quando todos dormiam, eu ficava deitada, quietinha, ouvindo os ruídos da casa/estúdio que, no silêncio da madrugada, teria que abrigar tantos sentimentos e emoções que borbulhavam dentro de suas paredes cenográficas. Então, trocávamos confissões. Eu dizia a casa o quanto estava perdida, e ela me contava da sua tarefa quase impossível, a de fazer as vezes de lar para cada um de nós, moradores por tempo indeterminado.

Pesado falar em lar, né? Mas qual nome se dá ao lugar para o qual se volta quando é necessário se lembrar de quem você é? Qual o nome que se dá àquele lugar onde a gente se ouve e depois se fortalece?

Ao longo da vida, esse lugar pode ser um espaço, uma pessoa, uma memória. Mas em um programa de TV... onde podemos nos apegar?

Eu tentei.

No começo, busquei esse lar, esse lugar de paz, nos outros. Depois, entendi uma das maiores lições da tal "parada": que meu lar estava em mim. E quando, à noite, eu me deitava, os ruídos das câmeras me faziam lembrar, cheia de saudade, das quatro paredes que guardam meu sono... nunca uma casa verdadeira se fez tão necessária!

Mas, na falta dela, eu ouvia aqueles barulhos, e comecei a tentar decifrá-los, como uma partitura que, com o tempo, fica manjada, quando já se conhece cada uma de suas notas e acordes. A primeira percepção foi a das câmeras visíveis, que nos seguiam com seus zzzzzzzzzz enquanto andávamos ou até em pequenos movimentos, como num pingue-pongue ritmado, intuitivo, a cada gesto.

Já na primeira noite, compreendi um pouco como as coisas funcionavam por ali. Dormíamos, nesse início, em seis ou sete pessoas no mesmo quarto, e era engraçado ouvir a batalha que as câmeras travavam com os ruídos noturnos. O cara da cama da direita tossia movimentando o tórax e, imediatamente ouvia-se o zzzzzz de duas ou três câmeras. O outro, que estava lá do outro lado, dava uma roncada de fazer inveja aos animais, o que imediatamente despertava o interesse das espertinhas, que se moviam, então, para o outro lado, repetindo o mesmo zunido tecnológico. Mexi meu braço, num movimento que elas (que, a partir de agora, chamarei de "pequenas najas") captaram e responderam imediatamente como robozinhos servis à minha vontade, fazendo ruídos que, com o tempo, passaram a ser meus companheiros insones.

Um show particular.

Provocava-me uma gargalhada silenciosa quando o barulho noturno se fazia maior, causando *frisson* nas pequenas najas que ziguezagueavam confusas e desordenadas sem saber quem deveriam seguir. E se alguém cometesse um ato ilícito, como soltar um pum, elas faziam um zzzzzz bem dedo-duro entregando o autor.

Foi numa dessas noites que, ao ouvir um ruído por trás das paredes, intuí como era a estrutura tecnológica que circundava a casa. Eram trilhos que formavam um caminho ao redor do cenário, a fim de carregar as câmeras que neles deslizavam, provocando um barulho que lembrava aqueles brinquedos dos parques de antigamente. Eu, que adoro dar apelido pra tudo, passei a chamar esse lugar de trem-fantasma. Compreendi, com o tempo, que nele havia pessoas reais que operavam as câmeras, como seres invisíveis pra nós, por detrás dos espelhos. Vez ou outra, seus reflexos escapavam, invadindo nossa realidade forjada e causando sempre sustos horríveis. Imagine só, você lá, mexendo uma panela, olhando pro nada, e de repente aparece o reflexo de uma mão no espelho que tem logo atrás do fogão... ou ainda escovando seus dentes, e eis que surge uma nuance do rosto de alguém enquanto você se observa... problemas técnicos que eu não sei se acontecem até hoje, mas que naquela fase aconteciam.

Credo! Uma sensação horrível! Até seu cérebro conseguir contar pra sua perna bamba que você está num *reality*, o trenzinho da imaginação já apitou três vezes, disparando inúmeros delírios. E também nos proporcionando algo vivo. Quando dividíamos essas descobertas, era como compartilhar uma sensação deliciosa de criança que descobre uma coisa inusitada. Essa é, para mim, a prova maior de que o ser humano se adapta a tudo, e esse poder de adaptação insere você num micro universo com suas próprias peculiaridades.

Quando constatamos que alguns dos ruídos que ouvíamos no trem-fantasma eram de pessoas reais que ficavam ali empurrando as câmeras, resolvemos correr pela casa, fazendo a volta por todo seu cenário e obrigando os operadores a trabalharem a todo o vapor. Uma brincadeira privada, íntima apenas a quem dividia aquele fardo, seja de um lado ou outro das paredes: o de proporcionar o circo.

Creio que acabamos estabelecendo, com o tempo, uma relação diferente com essa galera que trabalhava no trem-fantasma... pelo menos, eu estabeleci. Uma sensação estranha, que encontrava amparo no silêncio de saber que havia alguém por trás de nós, os confinados, guardando nossos dias. Alguém que eu podia não ver, mas, de alguma forma, passei a sentir ou intuir, ou às vezes simplesmente desejar... Como se esse olhar que você nunca viu pudesse ser seu aliado.

Às vezes, ouvíamos um espirro e gritávamos "saúde!". Em outras, um barulho ou outro deles "vazava" para nós, os seres do mundo de dentro, e, com o tempo, sedentos de novas relações, passamos a tentar interagir, sempre sem sucesso. Certo dia, enquanto cozinhava, ouvi um dos funcionários do trem-fantasma levando uma bronca por não estar vestindo preto. Eram umas frases soltas que se podiam ouvir ao longe, quando acontecia algum problema técnico, e eu tentava reagir a isso com cara de paisagem, o mais plácida possível, pois, se notassem o descuido, sem dúvida parariam a discussão. Depois de alguns dias, enquanto me trocava, vi um vulto claro no espelho, e imediatamente soltei um "vem trabalhar de branco e não quer tomar bronca?", ao que o operador do trem-fantasma respondeu com uma sonora gargalhada, que encheu meu coração de alegria. Eu havia rompido a barreira proibida. Estabeleci uma relação!

A importância dessas pequenas coisas.

Como aquela que aconteceu numa outra noite, em que todos se deitaram cedo, imagino que umas 20h30, entregues às emoções daqueles dias longos. Eu, por volta do que, imagino agora, tivesse sido próximo à meia-noite, me levantei. Fui até a parte externa e busquei uma linha de luz cor-de-rosa que sempre surgia nas montanhas próximas, que me ficaram tão familiares nas longas madrugadas em que eu esperava o Sol sair, colorindo o céu e anunciando o amanhecer... Por elas, eu tentava ler o tempo. Porém, naquela noite, o breu ainda era profundo e completo, não deixando nenhum perfume de alvorecer.

Voltei pra cama agitada, tentando, sem sucesso, pegar no sono novamente. Enquanto isso, uma outra alma inquieta vagava pela casa em busca de... assaltantes. Sim, *assaltantes*. Divertidamente, aquele ser, meio sonâmbulo, rondava os quatro cantos nas pontas dos pés por uma casa toda monitorada, em busca de um beeeem improvável bandido... Mas ele jurava ter ouvido os barulhos. E eu, que já não iria dormir mais mesmo, o acompanhei na caça ao suspeito. Depois de nada encontrar, e tendo a sensação de que horas haviam se passado, acabei despertando meu novo amigo da sua busca insana e dividi meu pedaço de céu com ele. Juntos, buscamos a tal linha cor-de-rosa que descrevi pra ele com tanta precisão, tendo a certeza de que o colorido estaria lá, despontando na montanha... No entanto, tudo continuava escuro.

Naquele instante, nós, desprovidos de qualquer referência, chegamos à conclusão de que não mais amanheceria. Que, daquele momento em diante, faria parte das provações que teríamos que passar, a superação de viver numa noite infinita... E nesse momento de abandono de lucidez, eu ainda me perguntava se tudo aquilo era real ou não, mas àquela altura tudo me parecia bem possível dentrodaquela caixinha de Skinner[5]. Unidos pelo terror, alimentando nossos

---

5 Caixa de Skinner, também chamada de câmara de condicionamento operante, foi criada por Burrhus Frederic Skinner. É um aparelho de experimentos para animais. Uma barra ou chave pressionada pelo animal faz com que ele obtenha alimento ou água. (N. do E.)

medos paranoicos e nos apoiando pra superá-los, descobrimos novos laços e afinidades.

Quando a linha rosa deu o ar de sua graça, nos sentimos agraciados pela luz que não nos abandonou. Choramos abraçados, Bambam e eu, numa efervescência emocional que já beirava um nível altíssimo de exaustão, que lançava sobre nós uma mão pesada, tornando bem tênue a linha entre a fantasia e a razão.

*

Após um tempo vivendo nesse lusco-fusco da consciência, eu já havia me agarrado àquela casa como uma âncora. O que me movia a continuar ali não era o prestígio de ser uma ganhadora, ou o dinheiro do prêmio, ou o que fosse, era o pânico de deixar aquele platô de pseudossegurança, aquele pedaço de terra cercada de trilhos por todos os lados, e enfrentar novamente o mundo.

Porque eu não tinha mais a menor ideia do que esperar dele. E muito menos de quem eu havia me tornado.

Quando eu deixei aquele casulo, quem caminhou para fora do Big Brother Brasil não foi uma borboleta, mas uma lagarta em transição, sem saber que poderia, a partir dali, bater suas próprias asas. Então, ainda em carne viva, aceitei de bom grado a fantasia exuberante que me serviram, logo ao sair, vinda de fora, brilhando em vermelho-carmim, repleta de *glitter*, de glória, e com cheiro de fama súbita.

Pura vertigem.

A vida logo após o BBB

Sabe aquele efeito sonoro que experimentamos em alguns filmes, um estranho silêncio antes de uma explosão?

Ao dar meus primeiros passos para fora daquela casa, foi o que aconteceu.

Um *shhhhhhhhhhhhh*... depois um *boooooooooooooooom*.

Em poucas horas, absorvi uma quantidade de informação tão

grande que não sei, até hoje, o que consegui, de fato, processar. Só então entendi o tamanho do que havíamos gerado ali, naquele cenário, e as reverberações daquele evento sísmico.

Logo na saída, já fui levada a uma coletiva de imprensa. Consegui que pessoas próximas a mim pudessem estar junto, e combinei com elas um código, para que me atualizassem o que estava acontecendo no mundo fora daquelas quatro paredes. De todas as perguntas que me endereçaram, uma delas me pareceu a mais surreal: "Você irá aceitar o convite para posar para a *Playboy*?" Olhei em direção à minha mãe que, acenando positivamente com a cabeça, me confirmou a veracidade daquela informação. Ooooooi? *Playboy*?

E antes que você duvide desse meu espanto, lembre-se: aquela era a primeira edição do programa. Não havia nenhuma referência do que era uma vida pós-Big Brother. Tudo era muito, muito novo.

Minha vida estava totalmente transformada, de uma hora para a outra.

*

Ao contrário do que se pode pensar, aquele primeiro momento fora da casa foi muito angustiante. Eu me sentia um verdadeiro peixe fora d'água, parecia que todos sabiam da minha vida, menos eu. Tudo o que eu mais queria era voltar para São Paulo, para minha casa, talvez num impulso de me recolher um pouco depois de tanta exposição. Mas, a cada dia, uma nova demanda aparecia. Imensa, lotada de compromissos e pessoas novas.

A fama. Tornar-se um símbolo. Algo desejado por tantas pessoas, inclusive por mim. Mas, ao chegar lá, especialmente nessa velocidade, sem acompanhar o passo a passo, eu senti que tudo aquilo era um pouco bizarro.

O que todos viam, quando olhavam para mim?

Muitos assistiram às suas próprias dores projetadas. Ou a face da sua loucura contida, que eu soltei sem freio naquela casa. Dessas tantas pessoas, váaaaarias delas eram muito queridas, realmente demonstravam um carinho sincero por mim, criaram fã-clubes, enviaram bons desejos... Recebi muito amor, não tenho do que reclamar. Não passei por nenhum dos problemas que eu tanto temia quando ainda estava lá dentro, imaginando como seria recebida toda aquela minha compulsão... Ao contrário, percebi que isso me tornou menos distante do mundo real.

A questão que passou a me incomodar, então, não teve nada a ver com os problemas de hoje – *haters*, cancelamentos, difamações, julgamentos –, mas uma estranha sensação de que todo o mundo passou a me ver de um jeito irreal. Como se, ao olharem para mim, vissem um grande rosto em branco, no qual era projetada uma outra pessoa que queriam (ou precisavam) ver.

Uma Leka que não existia, na verdade.

Sim, algumas dessas projeções até correspondiam à minha personalidade, era como se pegassem emprestado algo de existente como matéria-prima, mas depois eu sentia uma espécie de deslocamento do olhar. Como se, ao falar comigo, as pessoas estivessem sonhando e, ao sonhar, enviassem para mim apenas uma parcela daquela história que sonhavam, me deixando sozinha do lado de cá daquele devaneio.

Confesso, é um efeito inebriante. Não vou ser hipócrita, isso dá uma sensação de poder muito louca. Parece que você pode tudo, todo mundo quer saber o que pode fazer por você, eu me sentia a Mulher Maravilha! Nessas condições, é muuuuuuuito fácil – e viciante – a gente se iludir e acreditar que somos seres mais especiais que os que nos rodeiam. Acreditar que somos mais queridos. Que somos mais vistos e amados.

E o pior: essa ilusão não cola apenas em quem está no centro do holofote, acaba resvalando para os que estão ao redor, seja lá qual for o grau de ligação ou de parentesco. Do porteiro do meu prédio – que passou a usar terno só para dar entrevistas às TVs – à taróloga que decidiu por conta própria que seria a administradora da minha carreira (e já ocupava, sem pedir licença, o lugar de consultora familiar junto à minha mãe), de repente minha vida inteira se tornou um prolongamento daquela casa. Era como se eu nunca tivesse saído de lá. As paredes do cenário apenas se expandiram, tomaram o mundo, e eu, mais embriagada do que no dia do meu mais intenso porre, simplesmente navegava... de cá pra lá, de lá pra cá... tentando dar conta. Luzes, convites, baladas, entrevistas, oportunidades, mais luzes. Uma fila de empresários interessados. Pouco tempo para decidir qualquer coisa, mil decisões por minuto.

Pedi para que minha mãe e uma grande amiga, a Pulga, ficassem ali comigo, no hotel onde eu estava instalada. Acho que eu precisava de um lastro, de alguém que me lembrasse da pessoa que eu era. Porque a minha sensação era de estar desintegrando. Mas não adiantou muito, porque parecia que elas estavam imersas no mesmo sonho que a multidão que me esperava do lado de fora do hotel. Era como se olhassem para mim e não me vissem mais, ou, se me vissem, deixavam seu olhar se turvar pela luz dos holofotes que, do nada, se viraram pra mim soltando seu brilho mais potente, na mesma velocidade em que disparava um mundo de expectativas minhas, de amigos, familiares, desconhecidos e um número insano de pessoas a quem eu não queria decepcionar. Mas o que esperavam de mim? E me davam dicas de como eu devia me comportar ou falar sobre esse ou aquele assunto enquanto eu tentava entender o que EU tinha a dizer... E mesmo que eu tentasse descobrir em mim esse lugar, eram tantas as distrações e as necessidades de adaptação a essa vida que literalmente mudou do nada e estava ainda sem direção, que eu não teria a menor chance. E assim se entrega uma mulher à expectativa alheia. À vontade de sucesso alheia. Ao padrão alheio. À vontade alheia.

Uma marionete.

“Marioleka, faça isso! Não faça aquilo! Cuidado com a imagem! Vá falar com aquelas pessoas! Não, não pode voltar pra casa ainda! Não beba! Viva o momento, aproveite, agora não é hora de descansar!”

E é engraçado como você aprende, em pouco tempo, a fazer você mesma uma personagem cheia de muito de você, só que bem melhor. Pelo menos é o que todos acham. Então deve ser verdade, né? E, assim, as situações sociais passam a ser exaustivas e te mostram que é impossível não se contaminar com o deleite da piada pronta, da pose boa, do discurso que não desafia. Até porque, pra desafiar, é preciso que se saiba muito bem o que se é e o que se quer desse paralelo de vida real. Não era o meu caso. Nesse momento eu era só uma menina que corria compulsivamente atrás da felicidade, pulando de mito em mito e buscando tirar do mundo o amor que não soube se dar. Mas as respostas que queriam de mim, naquele momento eu ainda não tinha para oferecer.

Era uma sensação horrível. Eu, que sempre fui independente, de repente havia perdido o controle da minha própria vontade.

Eu achei que ia ganhar uma voz e, em vez disso, perdi a fala completamente.

Certa noite, jantando com alguns amigos, eles comentaram alguma coisa a respeito do Oscar, e eu estava totalmente por fora. Nada demais, mas não saber absolutamente nada sobre um assunto tão banal foi como estar sendo cuspida para fora do mundo. Eu voltei para o hotel com aquela sensação, e era sempre um esquema insano para entrar ou sair, porque a porta estava sempre cercada de muita gente, e quando tudo o que eu mais queria era sumir dali, ou dormir até entender tudo o que estava acontecendo, por telefone eu recebia instruções de um lugar onde eu *deveria* ir, àquela hora, estando disposta ou não.

De que servia aquilo tudo? Ser uma celebridade? Se justamente aquele era o motivo para que eu estivesse sendo roubada de mim mesma... Que diabos de poder era aquele que desempoderava? Que me tirava a possibilidade de fazer minhas próprias escolhas... Que nem me deixava ver que eu tinha escolhas... E tudo era tão grande, forte e de importância tão óbvia quanto inquestionável. E assim segui o fluxo.

Olhei pela janela, vi aquele monte de gente ali, parada, na frente do prédio.

Por quem esperavam?

Quem era eu, ali, afinal?

Eu só sabia quem eu havia deixado de ser. Uma finada com a qual ninguém se importava, porque a versão mais recente que a substituiu era muito mais interessante para todos. Aquilo me gerou uma mágoa misturada com desespero, nem sei dizer bem o motivo, mas a coisa me soou dessa forma:

Se quem eu era já ficou no passado e pra todo o mundo tá melhor assim, então quer dizer que eu não era nada? E se eu não era nada e não sou outra pessoa, o que me acontecerá quando o furor passar? Eu viro uma farsa?

Falando assim, parece um exagero. Mas era como eu me sentia, sem nenhum lugar no mundo. Sem um lugar pra ser inteira, e sem nada pra dizer. Como se um clone tivesse tomado meu corpo, e eu estivesse trancafiada lá dentro, precisando gritar, precisando ser escutada e não sabendo nem o que falar.

Então eu surtei. Explodi.

Eu queria acordar todo o mundo, pelo menos as pessoas mais próximas, daquela ilusão.

Não sei se consegui, mas por causa disso, quando me dei conta, tudo que havia no interior do quarto daquele hotel estava quebrado.

E um tanto de dentro de mim também.

Finalmente, a menina com chapéu de chama avistou a casa da avó.
Em algum lugar, dentro dela, sabia do perigo que corria:

Queimar no seu próprio desejo.

Mas ela precisava ver.
Tocar.
Experimentar.

Porque vida sem perigo é vida sem sede.
Seca.

E ela era pura água,
Tempestade,
Ou lava.

4º MOVIMENTO

LIVING LA VIDA LOKA

Depois desse difícil começo, eu acabei me adaptando. Convites não me faltavam, reportagens, entrevistas, surgiram mais fã-clubes, e, aos poucos, eu comecei a entender a extensão do que eu havia gerado. E também fui percebendo que uma das razões daquele *frisson* foi ter escancarado a minha relação com os transtornos alimentares.

Eu fiquei muito impressionada com a quantidade de pessoas que me escreviam, com os mais diferentes relatos, agradecendo por ter trazido à tona algo tão vergonhoso, invisível, um sofrimento psicológico com graves consequências e completamente cercado de censura, julgamento, mito e preconceito. É compreensível. Esse era um tema que precisava ser exposto, destrinchado, expurgado, literalmente regurgitado. Eu não fazia ideia de quantas pessoas passavam por isso no Brasil e no mundo, e, quando soube, quase caí para trás. Eu já sabia que a seita da magreza não estava apenas circunscrita às altas castas, mas não imaginava sua gravidade, tampouco as consequências. Porque o definhante *way of life* já estava em todo lado, já era parte da moda, de praticamente todos os estilos de vida, difundido aos quatro ventos pela TV, pela cultura do autocuidado e pela extensa confraria das revistas femininas – legado que, hoje em dia, as *influencers* tomaram para si.

O padrão esquálido tornado moda aprofundou suas raízes e seguiu reinando, ditando as regras, prescrevendo as pílulas, afunilando silhuetas e escolhas, promovendo distúrbios e rachaduras na alma. Apesar de atingir tanta gente, dessa dor pouco se falava, porque se pensava ser apenas um problema individual, ou uma fraqueza da vontade. Não havia o menor pudor em trocar dietas de fome, mas nunca a confissão do terror que se experimentava ao viver constantemente sob essa pressão, sem nunca sentir a sensação de ter paz com seu próprio corpo.

É impressionante como tudo que fica na sombra, quando vem à tona, explode com a mesma intensidade com a qual foi reprimido. Como qualquer tabu. Mas, quando encontra alguém para representar sua voz há tempos abafada, parece que essa missão não larga mais a criatura. Então, mesmo que de forma involuntária, sem a menor pretensão heroica, quando eu dei voz a essa ferida... meu Deus! Me tornei a embaixatriz do distúrbio alimentar. Até hoje, tantos anos depois disso tudo, ainda me definem como "aquela BBB que vomitava". Como se a minha vida se resumisse a essa síntese tosca. De um lado e de outro.

Isso me gerou um deslocamento muito estranho, ser definida por uma fragilidade. Tipo "Betty, a feia". Só que eu era "Leka, a bulímica".

(Credo! Parece aqueles filmes de terror trash, tipo A Coisa.)

- Quando eu fui participar de um quadro do Faustão, um ator, que iria fazer uma cena comigo, perguntou se eu tinha vomitado antes. Acredita?

(Olha só, uau, que sincerão ele...)

— E tudo que eu queria era ser atriiiiiiiiiiiiiiiiiiiiiiiz!

(E aí? Deu certo?)

- Então... pra mim deu! Mas nesse universo o conceito de sucesso é nebuloso...

*

Não sei se isso é uma qualidade ou um defeito, mas eu nunca desisto de nada. Especialmente de um sonho.

Por isso, de uma coisa eu estava certa: não voltaria à minha atividade anterior, e já estava decidida a fechar o *valet* e o estacionamento. Aquela havia sido apenas uma fase da minha história, porque, tendo colocado os pés na Globo e dado a minha cara a tapa numa exposição além da conta, já estava mais do que na hora de jogar minha energia nessa busca. Aquele seria o momento de retomar um caminho para o qual, um dia lá atrás, eu havia me preparado, e pelo qual meu coração batia mais forte...

Eu deveria ter falado isso, né? Lá, dentro daquela casa, em rede nacional, pra todo mundo ouvir: *Gente, eu sou uma atriz!* Mas não consegui. O palco era sagrado demais para mim, e apesar de ter ralado de estudar durante boa parte da minha juventude, feito duas escolas de interpretação, dança, piano, canto e o escambau, como eu poderia me colocar naquele lugar divino sem exercer ou viver da profissão? Afinal de contas, e até ali, eu nunca tinha vivido dessa arte que eu tanto amava. Esse meu amor, na prática, havia se tornado apenas uma relação compulsiva (nesse caso positiva) de consumo de todas as suas formas de expressão, fosse lendo um livro entre o planejamento de um evento e outro, fosse passando o fim de semana inteiro entre peças, cinemas, mostras e tudo mais que meu tempo livre me permitisse consumir, tentando saciar a minha sede de arte como dava.

Eu me orgulhava desse silêncio e imaginava que a classe teatral me respeitaria muito por tal respeito à prática da sua arte. Tonta!

Mal sabia eu que o problema maior não seria esse, mas um carimbo invisível (aos meus olhos) que passou a acenar, fluorescente, na minha testa:

Ex-BBB.

Pior que o título de bulímica (que até gerava certa empatia), esse preconceito me acompanhou em cada passo do caminho para o qual eu havia me preparado muito antes de tudo aquilo ser uma ideia. E, mesmo tendo escolhido um empresário especializado em promover grandes atrizes, que logo me introduziu nesse novo círculo, a batalha contra esse rótulo era constante. Tal qual aquele sinal luminoso do Batman, ele sempre chegava na minha frente, aonde quer que eu fosse.

Para que alguém conseguisse *ver* a Leka real, a artista, ou até mesmo a mulher, era antes necessário um árduo trabalho para desconstruir aquela insígnia que, sei lá por que, acabou sendo considerada uma ofensa aos deuses e deusas da arte. Como se ela significasse alguém que, ardilosamente, quisesse cortar o caminho da densa floresta dos talentos, pegando uma picada pavimentada e fácil.

Um ícaro da vida, um ser impetuoso e fútil, buscando chegar ao sol sem merecimento.

Então eu entendi que aquele olimpo possuía sub-reinos e rígidas divisões, claramente demarcadas.

(De AAA a Ex-BBB. Tinha algum C pra ir seguindo alfabeto abaixo?)

— Caraleooooo, Grila!

(Depois eu é que sou cretina...)

— Até do *casting* de uma novela me cortaram, acredita? Já com tudo bem adiantado! Porque uma atriz do elenco (não vou citar nomes, sou discreta, lembra?) simplesmente se recusou a contracenar comigo. Aliás, comigo não, com aquele rótulo.

(Ah, e quem precisa disso pra ser feliz? Novela é puro drama.)

— E é justo te impedirem de ter uma experiência assim porque o seu caminho foi diferente do que aquele que já era conhecido?!

(Pelo menos você encontrou um adjetivo pior que "gordinha" pra odiar.)

— Porra! E desde quando eu deixei de ser uma pessoa para me tornar uma ex-qualquer coisa?

(Vish. Tá full pistola...)

— Tô mesmo. Você não sabe o que é entrar numa sala para fazer a leitura dramática de uma peça e se sentir medida de cima a baixo.

(Você esperava mesmo entrar na arena das divas sem passar por uma sabatina?)

— Será que eu idealizei demais?

(Desce do cogumelo, Alice!)

*

Justiça seja feita: nem todo mundo era assim.

Há muita gente generosa no teatro, e uma das pessoas mais queridas que eu conheci, a Rosamaria Murtinho, de cara já me fez um convite para integrar o elenco de uma montagem sobre Isaurinha Garcia. Eu a conheci por meio do meu empresário na época, durante um jantar após a estreia de uma peça da Natalia Thimberg, e ficamos amigas imediatamente.

O cronograma dessa peça era incerto, porque ainda não estava confirmado o patrocínio, e eu precisava voltar logo pro teatro. Ficar famoso tem dessas coisas: a vida começa a te determinar prazos para trabalhos, como se você tivesse que atender a uma demanda para simplesmente continuar existindo. Conheci, por intermédio da Rosinha, o Mauro Mendonça, seu marido, que estava envolvido com uma outra produção, a peça *Caixa dois*, de Juca de Oliveira; acabei entrando nessa deliciosa montagem dirigida pelo maravilhoso diretor Fauzi Arap, que me recebeu sem preconceito. Com isso, acabei botando os dois pés no palco, interpretando a Ângela nessa comédia de grande sucesso, composta por um elenco mais que global e respeitadíssimo. Aprendi horrores nesse trabalho. E tive braços e colos que me acolheram, uma família que eu guardo no coração com muito amor.

Aquele foi um momento bastante especial da minha vida, particularmente por ter vindo após uma série de eventos em que eu tinha fracassado categoricamente em algumas expectativas. E, quando eu falo em "fracasso", não estou me referindo àquelas experiências cagadas que a gente esconde da *timeline* da vida, mas de algumas escolhas que eram consideradas top de linha nas paradas do sucesso. Como ser capa da *Playboy*. Achei que ser a "capa da *Playboy*" me faria começar uma relação de amor comigo mesma.

(Vai ficar fazendo suspense? Conta logo esse babado!)

— Sei lá, Grila. Esse assunto é muito polêmico. E se pensarem que eu tô cuspindo no prato em que comi?

(Você nem comia nessa época. Relaxa.)

— Bora encarar essa treta, então.

Quando eu soube desse convite para posar nua naquela entrevista coletiva, ele me pareceu surreal. Eu, que nunca tive paz num biquíni, na capa da *Playboy?!*

É sério isso?

E depois de muitas conversas com meu empresário (ele era super-respeitado e conceituado nesse novo mundo no qual eu estava colocando os pés), que me contava de atrizes supersérias, mulheres incríveis que ele conhecia e que tinham amado fazer esse trabalho, acabei me convencendo de que essa seria uma experiência maravilhosa. Afinal, quantas mulheres do mundo eram convidadas para integrar o panteão de divas molhadas que serpenteavam pelas revistas ditas masculinas e que faziam ensaios eróticos com depurada qualidade artística? E quem diria que um dia eu poderia ter a chance de me ver assim?! Nunca fui do tipo que se arrepende do que não fez...

E a pergunta que cintilava o maior de todos os ganhos como possibilidade era: será que se eu estiver em todas as bancas do país como a mais gata de todas as mulheres, entre as divas de corpos perfeitos, vou me convencer da minha própria beleza e finalmente ter paz comigo mesma?"

Essa seria a chancela com a qual eu tanto sonhava? Acabei acreditando que sim, que com um carimbo desses no meu passaporte eu teria, finalmente, a grande chance de me sentir bem. De nunca mais ter momentos na minha prisão de espelhos. Afinal, se estar na comissão de frente das que foram eleitas as mais gostosas do país não me trouxesse a segurança que eu tanto ansiava, a cura para a praga do Dr. Cenourinha, o que mais haveria de trazer?

Como recusar o convite desse outro clube seleto, o universo secreto das fantasias masculinas, que abria suas portas para mim, libidinosamente, me estendendo um delicioso tapete vermelho?

Como deixar passar esse outro lugar de puro poder?

E enquanto meu empresário negociava meu cachê com a revista, naquela sala de vidro que mostrava São Paulo sob meus pés, eu ouvia aqueles valores e pensava – é tal valor + a certeza de que sou uma pessoa magra, bonita, adequada... E, mais uma vez, movida por uma ilusão, eu respondi...

— Siiiiiiiiiim!!! — cheia de esperanças.

*

A experiência prática foi um pouco mais complicada. Mais precisamente, o dia do ensaio fotográfico.

Não pelo pudor da nudez, é importante dizer. Não estou nem aí pra isso. Meu corpo é, para mim, um instrumento de trabalho, de expressão, e nunca fui dada a moralismos dessa ordem. Sempre tive um *crush* pelos anos 1970 e seu espírito libertário, e sempre defendi que cada um pudesse fazer o que bem entendesse, se isso fizer parte da sua viagem neste planeta.

Viva e deixe viver.

A minha questão era outra. Era aquela dismorfia, minha velha companheira, que jamais me abandonou. Não importa quão magra eu esteja, dependendo do meu estado de espírito, não é assim que eu me vejo. Com toda aquela provável exposição, esse delírio aterrorizante estava mais aguçado que nunca, ativando com tudo o circuito fechado de compulsão alimentar/expurgo bulímico, o mesmo que se manifestou naquela prova da balança. E aqui do lado de fora tem também diuréticos e laxantes que ajudam nesse processo, e trazem tantos danos quanto, mas não têm poder de dramaticidade, então ficam relegados a mero elenco de apoio nesse show.

Além, é claro, de ter despertado, do seu retiro insone, aquele ser eterno: a tia Jabba.

Você quer ser adorada como? Você é goooooordaaaaa!!! — ela já chegava sentenciando, degustando cada letra dessa última palavra.

Frente a ela, só restava me submeter, novamente, à prova de fogo.

Meu infinito pesadelo.

*

Uma prisão de espelhos. Um cubículo mostrando até o infinito cada célula fora do lugar, fora dos limites da minha adequação. Na única saída daquele cômodo fechado há uma balança e uma sentença: "Saia apenas com o peso certo".

O rito é sempre o mesmo: decido mutilar meus prazeres. Fecho a boca, definho.

Consigo cumprir a prova e saio. Ar puro.

Caminho sobre um jardim. Colho uma fruta doce, muito doce, tanto que me lembra os sonhos de Lolla, a minha pequena criança, a minha liberdade de ser. Mordo a fruta, maravilhada. Imediatamente, ergue-se nesse jardim um novo cubículo espelhado.

Uma prisão renovada.

Novamente, a balança.

Uma vez mais, a sentença.

E sempre, sempre, aquela voz que cruzava a barreira dos meus delírios e chegava àquele ensaio fotográfico com a potência de um megafone.

Tá achando que é modelo? Tá fazendo o que aí? Que coisa mais ridícula!

Por quê?

Não daria para, simplesmente, relaxar e deixar fluir?

Estava tudo tão certo ali, era um set maravilhoso! J. R. Duran, um dos fotógrafos mais conceituados do seu tempo, uma equipe supercompetente e renomada, todo o mundo me tratando como uma princesa...

Menos ela. A tia Jabba.

E o pânico foi crescendo.

Aquela ameaça nefasta se tornando mais alta, tomando conta da atmosfera inteira.

Duran me chama para um teste de luz. Entro no estúdio e imediatamente me ajudam a tirar o robe. Fico de biquíni e salto, pensando que aquilo seria o máximo de roupa que eu usaria nas próximas horas diante de toda aquela galera. Sim, para produzir um ensaio desses é necessária uma galera. Um lado meu tenta olhar aquela posição de poder da diva bajulada na sua nudez desejada, mas eu não rompo a barreira para percebê-la e deixá-la nascer ali, da conquista que esse corpo vencedor e forte, que mesmo tendo sido odiado por uma vida toda, me fez saborear.

E entre olhares e expressões elogiosas, eu a ouvia.

Vão todos te odiar, perceber a sua farsa.

Você é gordaaaaaaaaaaaaaaaaaaaa!

Como calar?

E a cada som de disparo dos *flashes*, eu me encolhia em poses cada vez mais descabidas naquela situação.

Duran me manda para a maquiagem. Saí do estúdio, e em poucos minutos ele entra no meu camarim e pede pra falar comigo a sós e cheio de fotos-teste na mão. Eu sabia o que ele diria, só não sabia se ele seria doce ou se faria a linha gênio impaciente. Ele foi um querido, a quem eu expliquei parte (bem pequena porque não tínhamos tempo, e lembre-se que o B.O. é grande...) da minha situação, ao que ele me perguntou:

"Quando você precisa relaxar e esquecer de tudo, o que você faz?"

E eu sabia que ali, de imediato, só tinha um jeito: álcool.

Aquela foi a única maneira que eu tinha encontrado de desligar aquele (curto-)circuito nos tempos do teatro, e a mágica haveria de se repetir!

A equipe, competente que era, já sacou o espírito e, em 15 minutos, eu tinha um mega DJ tocando pra mim, enquanto a minha diva interior era acordada com taças e mais taças do melhor champanhe, e uma equipe cheia de gente disposta a massageá-la, embelezá-la, paparicá-la mesmoooo até transformá-la na sua melhor versão estética libidinosa... e, algumas garrafas depois, foi o que aconteceu.

O *set* parecia uma festa em que todas as atenções eram para mim. Onde todas aquelas pessoas estavam apenas pra me fazer sentir feliz, linda e poderosa, enquanto cuidavam de mim e me assistiam dançar sob a luz e o olhar atento do mestre Duran.

E a diva curtiu horrores cada bolha de champanhe que borbulhava em seu corpo nu e dançante, que ali naquele cenário parecia mais leve do que nunca e flutuava com as bolhas, serpenteando na batida das músicas uma dança proibida e sensual, com cheiro de luxúria e poder...

Aquela voz emudeceu.

E, com ela, minha consciência.

*

Se fosse só esse o problema, o embate com aquela megera, minha situação ainda estaria fácil. Ou melhor, controlável. Apesar do terror, já éramos velhas conhecidas.

O problema, nesse caso, foi o seguinte: no momento em que a revista foi para as bancas, comigo na capa, estampando nela a promessa de me tornar a diva do momento e me livrar definitivamente da minha insegurança, eu testemunhei a morte de mais uma ilusão.

Ou seja, o maior fracasso contido nessa experiência foi a minha constatação, logo após a publicação, de que meu sonho de atingir a tão sonhada paz com meu corpo, aquele lugar de autoestima das deusas mitológicas, o tal do empoderamento que certamente viria com meu novo posto, nada disso aconteceu. Nem com esse "selo de qualidade" (me colocando na horrível posição de quem busca resposta interna em ambiente externo), nem figurando entre as tantas listas das mais belas que circulavam na época, nem com todos os olhares e mídias me chamando de "musa", eu conseguia me ver assim.

E enquanto o país me enxergava como *sexy simbol*, eu me sentia uma farsante involuntária, presa numa situação que não lhe dizia respeito e que não tinha solução.

E caiu a ficha. Eu não iria me transformar na mulher segura que eu queria ser por estampar a capa de uma revista.

Chorei por três horas seguidas.

Nos meses seguintes, a realidade: além de nada disso ter me trazido a tão sonhada paz, eu ainda havia somado mais um título à minha coleção de rótulos insuportáveis: o de mulher-troféu. E a quantidade de eventos e situações pelas quais uma "mulher-troféu" passa, numa sociedade machista, renderia outro livro. Então, não percamos o nosso foco...

*

Ok, não quero pagar de ingênua, nem de pura. Apesar de confessar aqui que carrego uma confiança – talvez excessiva – nas virtudes humanas, a ponto de não passar pela minha cabeça que julgamentos invejosos, propostas das mais indecentes, uso da sua imagem das formas mais inacreditáveis possíveis e outras tantas consequências poderiam acontecer, naquela época, eu achava que sabia onde estava me metendo.

O objetivo da revista era explícito, apesar do seu verniz artístico. Porém, o que eu quero deixar claro aqui – não para "me defender", porque não me arrependo de nada, mas para colocar esse tema em debate – é que eu nunca, de verdade, imaginei quais seriam as reais consequências de posar nua em uma revista.

A começar pelo fato de precificar a própria nudez. Na hora eu não vi assim. Mas depois que vivi a experiência, meu olhar se modificou e veio a reflexão. Junto com um pacote de outras tantas coisas. Assim, compreendi que eu mesma coloquei um preço no meu corpo. Caro e numa posição coberta de brilhos e glórias, mas coloquei. E isso foi muito estranho.

Eu só queria me sentir bem comigo mesmaaaaaaaaa!

Pode uma coisa dar tão errado?

Hoje eu entendo. É impossível vestir os códigos de uma cultura centrada no prazer (exclusivamente) masculino sem se tornar uma personagem desse mesmo sistema. E quando se trata desse lugar de fantasia, que mexe com uma parte poderosíssima do imaginário masculino, dentro de uma sociedade machista, é inevitável que essa imagem desperte um interesse que já vem junto com uma sensação de poder, e que nem sempre se mostra da forma mais explícita, mas que está lá... E naquela época, muito do que hoje é visto como assédio, era considerado mera brincadeirinha, diversão, sinal de leveza, soltura, uma personalidade liberta.

Tudo normalizado.

Fez a fama, deita na cama, fofa!

Não é assim? Ou era o contrário?

E isso não valia apenas para as "revistas de nu artístico". Grande parte do acesso ao panteão das artes normalizava a cultura do assédio. Anos depois, muitas histórias desse tipo se tornaram públicas, comprovando que, quanto mais antiga a fase, mais normal era. Acontecia no cinema, no teatro, na TV, no Brasil e fora dele, e durante muito tempo esse "ritual de passagem" foi algo absolutamente aceitável.

Lá vou eu, novamente, apertar o botão da discórdia. Esse é um assunto meeeeegapolêmico, que toca em muitas sensibilidades.

A ditadura do "todo mundo faz" porque é preciso ser assim ou assado reinou absoluta por anos. Cada uma de nós que não concordasse com o sistema, que calasse a boca e desse seu jeito de lidar com a situação.

Eu sempre achei que fingir demência era a melhor saída. Mas depois de fazer uma capa de *Playboy*, vi que a demência sozinha não seria suficiente. Melhor acionar a Loka de Pedra mesmo e rever minha estratégia de fuga.

E quão livre nós, mulheres (até hoje), somos e nos sentimos para dizer não ao prazer (alheio)? Ou seremos julgadas por isso? Por que mesmo temos de nos fazer de *loka* e encontrar nosso método pessoal para nos protegermos de algo que simplesmente somos?

"Libera, moça!"

O que acontece quando a gente faz valer, na prática, o tal discurso da *liberdade*?

Essa palavra cabe? Ou isso é somente a "cor do velho" travestida de plumas e purpurina, uma grande sauna inebriante, escondendo o jogo autoritário no torpor, regado a glamour e champanhe?

Experimente (pelo menos, naquela época) não tomar parte da festa sem uma boa desculpa, ou se negar a se curvar pelo simples fato de ousar se julgar dona do próprio prazer.

Ninguém iria lhe falar nada, mas talvez seu telefone não tocasse mais.

Convites seriam retirados.

E mais uma coleção de etiquetas seriam coladas na sua reputação: *Careta. Moralista. Burra.*

E assim cada uma de nós aprende a encontrar seu jeitinho pessoal de driblar o problema, mas sem ousar questionar o sistema.

Afinal, como não seguir pagando o tributo das divas, carregando o fardo das estrelas subjugadas, vovós das "gostosas" que povoavam os programas de humor? No meu caso, essa negação ainda era como um curto-circuito na ordem das coisas, porque eu tinha exatamente o "perfil", o *physique du rôle*, de quem teria que seguir nessa pista: o "mulherão". A vedete. Era o esperado. Assim como se espera que, além de tudo, nos sintamos gratas e lisonjeadas pelo assédio oferecido.

"Custava ceder, moça?"
"Afinal, seu corpo é um instrumento de trabalho!"
"Como ousa não participar do grande banquete dos deuses?"
"Como ousa?"

Só sendo bem loka mesmo. Ou descolokada.

*

Quantas gerações passaram por isso?

Essa é uma dor que muita gente viveu em silêncio, até que uma mulherada porreta passou a problematizar tudo isso (bem recentemente) nas redes sociais.

Por que passamos tanto tempo até que isso fosse finalmente deflagrado?

Esse lugar do corpo-objeto, como terra a ser conquistada, submetida, subjugada, vem de loooonga data.

(Eva que o diga...)

- Lilith também.

(Isso sem falar na pobre da serpente.)

— Tá vendo? Já começam essa versão da história com um bando de mulheres brigando pela costelinha do Adão. Por baixo, ainda por cima.

(Dividir para reinar, meu bem.)

— A gente que se contente com o papel de coadjuvante.

(Mas só enquanto pode, né?)

— Depois de velha, já era.

(Medeia que o diga, também.)

— Sempre sonhei em interpretar essa personagem, sabia?

(Cuidado com o que você pede aos deuses, amiga...)

— É sério! Uma época eu fiquei obcecada com essa peça!

(Não sabia dessa sua veia trágica...)

— Pois é, mas eu nunca confiei muito nessa veia.
Fiquei com medo de virar um pastelão.

(Pelo menos ela seria resgatada daquele sofrimento atroz em que o Eurípedes a enfiou!)

— Achei que tinha sido o Jasão.

(Isso que dá abrir mão de ser deusa pra querer ser endeusada.)

Pois é.

Infelizmente, eu só fui entender isso muito mais tarde, aquela contradição: para acionar algo que já é meu – meu poder pessoal –, eu acredito precisar do dedo do outro, apertando o botão da validação.

Dessa ilusão, sinceramente, não me culpo. É difícil perceber um padrão quando se está mergulhada nele até a última raiz do cabelo, junto com toda a humanidade. Até o momento em que essas reflexões passaram a povoar as nossas *timelines*, amparadas por um levante feminista coletivo, nada disso era considerado. Não dá pra fazer uma revolução cultural sozinha, mas a solidão é o único lugar que ocupamos quando compramos esse jogo competitivo. Não estou falando só do que eu vivi, mas do que eu vejo, hoje, como a semente esparramada do "Diva System" – disfarçada do "empoderamento-virada-no-filtro" –, que continua a tradição de nos oferecermos como corpos femininos consumíveis, agora na versão empreendedora[6].

---

6 Sem cachê.

Todas. Nós. Caímos. Nessa. 2.

(Ai, dá licença de perguntar?
Quem teve essa ideia genial de fazer selfie
em pose sensuellen, minha deusa?)

- E eu pensava que os anos 1980 é que eram cafonas...

(Ah, mas essa moda começou ali mesmo.
Lembra daqueles filmes do Adrian Lyne?)

— Aqueles que acham que uma mulher consegue gozar ficando menos de 15 segundos na mesma posição?

(Pior que aquilo é só o estupro café com leite do Bertolucci.)

— Ou tesão com manteiga...

(Como sobrevivemos a tudo isso?... Aff!)

— Muita coisa para desconstruir...

E o que esse babado todo tem a ver com a minha compulsão? Absolutamente tudo. Quanto mais eu dependia desses meios para me validar, menos poder eu tinha. Quanto menos poder, mais insegurança. O resto você já sabe. Tia Jabba também.

Hoje, mesmo tendo consciência de tantas coisas, ainda sinto a força dessas correntes, e ainda é muito difícil, para mim, abandonar esses padrões. Passei muito tempo da minha vida acreditando que esse era o caminho, e desconstruir não é algo que se faz do dia para a noite. Até porque isso significa, na prática, abrir mão de alguns privilégios.

Se eu ainda engatinho nesse imenso tapete da lucidez que começou a se revelar para mim, naquela época, obviamente, eu não percebia absolutamente nada disso, salvo por uma sensação, muito distante, de que por mais que eu fizesse tudo certinho, aquilo não iria acabar bem. Mas essa parte minha que sentia esse desconforto ainda estava na floresta da minha inconsciência, praticamente roncando como uma Bela Adormecida. A Leka que estava no comando geral, ou pensava estar, ainda insistia em receber a tal chancela que a levaria para a terra livre de todo o mal.

Afinal, desistir do jogo era um crime inafiançável. Especialmente aquele que nos acena com a possibilidade de vitória.

Então, ainda insistindo na estratégia de me fazer validar pelo *like* alheio, aceitei mais um convite que acenou para mim cheio de amor e desejo: estampar mais uma capa, só que essa era a revista ícone gerador de divas. E as fotos eram de roupa.

(Mamma mia, here we go again...)

– Ah, Grila! Era irrecusável, vai!

(Como negar?)

Lá fui eu.

Só que não.

No dia do ensaio fotográfico, eu simplesmente travei.

Acordei de ressaca, num quarto de hotel, sentindo a presença daquela mão pesada, que me fazia impotente, querer dar o ar de sua graça. A imagem de Jabba começando a se desenhar naquele horizonte nefasto.

O pesadelo tomando conta.

Quando estou subjugada pela prisão de espelhos, é impossível não sucumbir.

Só existe uma ação possível: me esconder.

*

Foi exatamente isso que aconteceu no dia das fotos.

Quando o convite surgiu, eu estava aparentemente bem, na minha "margem de segurança" dos 68 kg, O ensaio aconteceria no Rio de Janeiro, para onde eu iria uma noite antes da data combinada, porque eu teria uma festa. Assim feito, fui à festa acompanhada daquela ansiedade que sinto antes de trabalhos que dependem da minha imagem. Sei que esse meu terreno é nebuloso e fico tentando me manter firme, porque, no fundo, no fundo, sei que esse tipo de trabalho dar certo ou não depende muito mais da sorte do que do meu talento, empenho ou vontade. E a ansiedade sempre me coloca num lugar onde fico beeeeem mais vulnerável (não que no estado normal não tenha nenhuma vulnerabilidade) aos ataques de compulsão. E como eu não estava comendo por causa do ensaio, eu bebi. Não sei se pelo fato de aquela capa soar importante demais, ou simbólica demais, acabei me jogando nos braços do vício sem medidas, enquanto a voz da tia Jabba me atormentava ecoando, imperativa, em todo o meu ser, que eu não estava "no meu melhor", e aquilo era imperdoável.

Digno até de punição. Uma vergonha.

No dia seguinte, o "dia D", antes mesmo de me levantar, senti aquele peso das manhãs sem memórias e cheias de culpa, e, como eu já me conhecia, fiz uma oração e pedi a Deus que naquele dia Ele não deixasse esse sentimento me dominar. Levantei e fui ao banheiro. Eu reconhecia a importância daquelas fotos. No caminho da cama até o espelho, eu repetia pra mim mesma: "hoje não". E quando me olhei no espelho, descabelada e com o rosto bastante inchado pelo efeito do álcool, tentei lutar contra, mas naquele olhar que percorria minhas linhas do rosto milimetricamente em busca de inadequações estéticas, eu já sabia que seria vencida. Apesar de nunca deixar de tentar dominar a coisa, mesmo sabendo da minha extinta chance, eu repetia meu pedido baixinho como um mantra: "hoje não, por favor, hoje não".

Nesse momento, o ar não chega ao pulmão. A temperatura do corpo muda. Tontura. Uma constante sensação de pré-desmaio. Pressão baixa. Coração disparado. Ofegante, me deito no chão do banheiro, empalidecida e suando frio. Meu telefone toca insistentemente enquanto nenhuma parte do meu corpo reage. Inerte. Carne sem vida.

Então, um choro sofrido toma conta de mim. E enquanto as lágrimas correm involuntariamente pelo meu rosto, o gelado do chão me abraça numa bruma fina e fria, congelando meu corpo e uma parte dos meus sentidos.

Fiquei mal num nível *hard*, chorando muito, e cada vez mais.

Puro pânico.

Fui parar embaixo da pia do banheiro. Simples assim. E lá, encolhida como um tatu-bola, sem conseguir me levantar, liguei para o meu empresário tentando explicar a ele essa minha condição.

— Eu não vou. Não vai rolar.

— Como assim não vai rolar? Tem uma equipe inteira te esperando.

— Inventa uma desculpa aí, por favor!

— Para de ser lokaaaa! Se você não vier, provavelmente nunca mais vai fazer nenhuma capa na sua vida! Vem pra cá já!

E nesse momento eu gostaria tanto que meu corpo obedecesse "hoje não".

Eu entendia o tamanho do absurdo que eu estava fazendo e sabia que ninguém iria entender. Mas nada, nada, nada era capaz de me tirar daquele buraco.

Não era só inadequação física, o pacote era completo! Eu comecei a achar que tudo aquilo era um grande circo, e que eu não queria fazer parte. Como se eu fosse a grande atração da arena, mas um lado meu não aceitava ser colocada naquela situação, ainda mais me sentindo pior que a Monga, a mulher-macaca do extinto Playcenter.

Ali, debaixo daquela pia, eu chorava não apenas por estar perdendo aquela oportunidade, mas por todas que eu já havia perdido, e ainda perderia, se não encontrasse uma saída. Quanto mais de vida e de oportunidades eu poderia desperdiçar com aquele sofrimento?

Às vezes me pergunto, sinceramente, pela origem desse problema. Será que era fruto da tão citada seita da magreza, cujos sumos sacerdotes Dr. Cenourinha e Magrá Margô tanto difundiam? Ou da cultura de massa e de tantas outras fontes de difusão do corpo domado? Ou era apenas uma reação química, um rebote do meu corpo depois de anos e anos recebendo anfetaminas?

Também me pergunto se a origem da minha compulsão é totalmente externa ou aquelas eram apenas influências que intensificam algo mais profundo, escondido, o verdadeiro detonador dessa máquina imparável que se apossa de mim. Essa questão me instiga. Porque, mesmo sabendo dos efeitos desse mecanismo na minha vida, mesmo tendo consciência de tudo, esse estado compulsivo, quando bate, não é algo que eu consiga desligar. Não tem *mode off*, pelo menos, não em sã consciência. Ou, se tem, está também numa caixinha muito bem escondida, nas profundezas do meu ser. Talvez do lado do botão detonador.

Nesse estado de horror à minha autoimagem, renego tudo: minha ancestralidade macarrônica e feliz, meu corpo perfeito (que tanto tem me aturado), e as tantas oportunidades que a vida generosamente me oferece. Nego tudo em pleno horror, com consciência de que estou jogando para o alto muitas preciosidades, enquanto me envolvo numa casca protetora desejando apenas que aquele outro casulo de carne, aqueles quilos a mais de gordura, desapareçam como por encanto. Como se essa aflição desesperada pudesse conjurar a fada da Cinderela e transformar, num ato de mágica, meu universo miserável em pleno esplendor (eu já até interpretei essa fada numa peça pra ver se ela colava em mim, mas não funcionou).

A melhor representação que já vi dessa situação foi num episódio da série *Modern love*, em que a Anne Hathaway interpreta uma personagem bipolar, que "do nada" sai de um pico de produtividade a um vale profundo de prostração. Comigo é exatamente assim.

E se o gatilho fosse apenas o peso, ainda estaria fácil. Mas não. Ele pode ser qualquer coisa - uma foto tirada num ângulo errado, um olhar meio torto de alguém ou até uma grande expectativa. Como era o caso, naquele dia.

Debaixo da pia de um quarto de hotel.

Ali, chorei por ter minha vida e minha vontade sequestradas, e pela impossibilidade de poder viver, com prazer e alegria, as oportunidades que a vida me oferecia.

Umas quatro horas depois eu continuava ali, debaixo da pia de um quarto de hotel, num estado entre o sono e o desmaio.

Aos poucos fui voltando a dominar meus sentidos e, para fechar o ciclo, comi muito. Desesperadamente, na mesma medida da minha dor. Para, mais tarde, me culpar novamente pelo pecado e expurgar essa culpa sabe-se lá plantada onde, tão profundamente, dentro de mim.

Enquanto isso, numa nuvem celeste...

JOJÔ
Alá, Juju! Tá vendo? Eu falei que você tinha exagerado no pó de freio!

JUJU
Eu nunca pensei que ela teria essa reação, era só pra ela dar uma brecadinha na loucura...

JOJÔ
Isso que dá apelar pra coisa que a gente não conhece!
A coitada travou as quatro rodas!

JUJU
Realmente lamentável. E aqui na embalagem ainda diz que é natural...

JOJÔ
Cicuta também é natural! Chega de apelar pra essas coisas!

JUJU
Então, como é que a gente faz?
Sozinhos não suportamos a onda de segurar a onda dela!

JOJÔ
Vamos precisar de reforços, ué!

JUJU
Que tal a Grila?

JOJÔ
Aquela ali é mais anarco que a Leka!

JUJU
Verdade... Acho que vamos precisar de alguém com mais controle...

JOJÔ
Tem alguém aí mandando currículo?

JUJU
Olha só! Achei uma boa opção.

JOJÔ
Hum... Você não acha um exagero?

JUJU
Não. Tô achando até pouco.

JOJÔ
Juju, o cara é um semideus!

JUJU
A gente precisaria era de um deus inteiro pra dar conta...

Os anos dourados do puro desbunde

– Se é uma Rainha Loka que eles querem, é isso que eles vão ter!

(Foi o que eu disse para mim mesma enquanto me jogava, pelada, na piscina do Copacabana Palace, glamorizando a loucura pra fazer valer o preço a pagar).

Esse foi o jeitinho que eu dei para lidar com aquela inadequação toda. Como eu já não me sentia mais dona da minha vida, então achei que não tinha mais nada a perder. Enfiei novamente meus pés no meu par de jacas Gucci e decidi me deixar levar pela enxurrada das minhas emoções com força total.

As histórias que eu criava para justificar esse estado eram completamente plausíveis. Esse tipo de destempero é glamorizado mesmo, ainda mais no mundo das celebridades. É excêntrico e estimulante. Todo mundo gosta de ver a loka dançar no picadeiro e depois tacar fogo na lona.

Eu tinha muito medo de ser rejeitada quando saí do meu confinamento. Depois eu percebi que o público não só compreendia certas coisas, como gostava de mim justamente por causa dessa faceta imprevisível; sublinhar essa característica (a mais deliciosa de todas) me pareceu uma boa coisa. Aquele estado compulsivo se disfarçava de uma *vibe* livre, leve e solta, um poder absoluto de fazer qualquer merda que me desse vontade, e isso compensava as privações e limites aos quais todos nós, como sociedade, somos submetidos. Eu havia ganhado (aparentemente) um *free pass*, a permissão para a pura transgressão. A fama me trouxe o privilégio de, alguma forma, ser inquestionável. E algumas das coisas mais absurdas que eu fazia quando o álcool me levava para esse transe da personagem eram exaltadas. Como cantava Caetano, "alguma coisa está fora da ordem". E eu, que agora sentia nem ter mais uma vida pra controlar, já que tanta gente fazia isso por mim, experimentei a liberdade de não temer. Como se lidar com coisas e forças tão grandes fizesse a vida real parecer distante e pequena.

Eu me tornei o avatar do *foda-se*, e esse título me seduziu como nenhum outro.

Então me joguei com tudo.

Acelerando na ladeira.

Sempre. Bem. Calibrada.

*

Mas, é claro, a vida real não funciona exatamente dessa forma. Por trás daquela suposta liberdade havia um preço a pagar, e ele tinha regras bastante rígidas. Isso fez da minha vida um pêndulo, no qual eu alternava entre dois estados: o da Marioleka e o da MuchoLoka. Por um lado, havia um coro grego sempre apitando no meu ouvido o que eu deveria fazer – gente contratada por mim pra isso, diga-se de passagem –, rezando a missa inteira do sucesso, me indicando lugares, contatos, palavras, atitudes... E, por outro lado, para compensar essa vida teleguiada, eu enchia a cara mesmo.

Esse foi o único jeito que eu encontrei de me desligar de todo aquele barulho, que ainda se somava àquela voz incansável, que me julgava permanentemente. Beber era como vestir um escafandro em pleno show de rock and roll e mergulhar pacificamente no oceano da minha inconsciência.

Daí ninguém me segurava. Eu poderia ir pra qualquer lado.

Muitas vezes, eu nem me lembrava pra que lado fui.

Sabe-se lá como eu sobrevivi... Acho que foi muita reza materna mesmo...

JUJU
E muita hora extra, moça!

JOJÔ
E força bruta da melhor espécie.

JUJU
Você acha que ele vai dar conta, Jojô?

JOJÔ
Depois que eu li aqueles 12 trabalhos que ele tem no currículo, não consegui pensar em ninguém melhor.

JUJU
Tô pagando pra ver.

JOJÔ
Pior que a Leka também...

Pequeno interlúdio para flashback do inconsciente

HÉRCULES
Porra, Leka! Dirigir na contramão em plena Faria Lima não, né?

LEKA
Força aí, Hércules! Você consegue!

HÉRCULES
Quem mandou eu reclamar do Leão da Nemeia? Olhaí, cuidado com o carro!

LEKA
Tá vendo? Aceita que dói menos, senão vão te mandar um trabalho pior!

HÉRCULES
Pior que ser reforço dos seus anjos da guarda?

LEKA
Você não sabe o que eu já fiz com o diabo, bebê!

HÉRCULES
Claro que sei. Colocou ele no corpo!

LEKA
Toma um drinque e relaxa, fortão! É Deus no comando!

HÉRCULES
É nada, sua loka. Quem tá no seu comando é o caos absoluto!

Na regência do riso

E quem disse que todo caos é ruim?

Às vezes a bagunça que desestrutura tudo é justamente o que faz as coisas mudarem. Eu já havia entendido que sempre fui promotora desse tipo de evento, mas assumir uma coisa dessas como parte do meu ser não era muito fácil.

(Para alguém que foi nomeada por um papagaio fugindo de uma jaguatirica, é até meio óbvio.)

– Puxa, Grila, eu queria tanto ser uma pessoa séria!

(Ainda me pergunto que graça tem nisso...)

Eu sempre lutei muito contra a minha comédia. Queria muito fazer drama, que eu achava o máximoooo.

Mesmo numa peça que eu fiz, *O terceiro travesseiro*, em que eu interpretava uma mãe supercareta, quatrocentona, isso não funcionava. Havia um momento do texto em especial, em que o filho adolescente dessa personagem lhe contava que era gay, e era uma das cenas mais dramáticas da peça, porque, para ela, aquilo era inaceitável. Eu vivia aquela cena muito de verdade. Sofria. Pois bem, às vezes eu era aplaudida em cena aberta, mas não pela minha atuação digna de um Oscar, e sim porque as pessoas se *matavam de rir*. Eu ficava arrasada. E quanto mais de verdade eu fazia, mais riam.

Incompreensível. Frustrante.

Ao longo da minha vida no teatro, bebi da fonte de vários diretores. E boa parte deles me ensinou primeiro a respeitar esse meu lugar de comédia, e num processo tão doloroso quanto vitorioso, aprendi a me apropriar desse talento. Aprendi a acatar a minha graça como um talento. E quando isso aconteceu de verdade, tudo se encaixou, e a sensação de propriedade sobre a regência do riso me fez experimentar o que é o orgasmo cênico. Não só o gozo que tinha sentido até ali. O orgasmo. Puro. Potente. Múltiplo.

Do mesmo jeito que passei a amar tanto essa minha comédia, espero um dia poder amar o meu corpo. Gozando ao olhá-lo e saboreando cada uma das sensações que ele pode me proporcionar. Sem limites. Sem privações pequenas ou grandes.

E como tudo que vive dentro reverbera fora, essa vocação toda acabava repercutindo nas oportunidades que me apareciam. Saí do Big Brother sob contrato da Globo, e sempre me chamavam para uma ponta aqui, outra acolá... Aparições em diversos programas, vários deles muito legais, algumas participações em produtos de dramaturgia, mas nunca para os tais papéis sérios que, na época, eu ambicionava.

O ápice desse descompasso foi quando o Maurício Sherman, na época diretor do Zorra Total, me ofereceu um quadro no programa dele que exploraria um lado mais sensual (sim, eu gravaria de biquíni) e minha comédia. O corpo de que eu não gostava e a comédia que eu não queria. Nem preciso dizer o quanto isso me soou deslocado, né? Duas das coisas sobre as quais eu não tinha o menor controle seriam determinantes para o meu sucesso. No mínimo, irônico. E eu, imaginando o inferno que seria a minha vida tendo que enfrentar o mesmo lugar do espelho, aquele que me fez chorar embaixo da pia no quarto de hotel, toda semana, recusei.

Não.

Só de pensar, a sirene já soava, e a pia do banheiro se apresentava como um ninho acolhedor.

Eu estava com overdose de tanta exposição, mas não tinha a menor consciência dessa necessidade de resguardo. Para mim, é dificílimo respeitar esses períodos de repouso, é como se eu estivesse prestes a morrer. Sou do tipo que acha que dormir é um tremendo desperdício!

Como herança do meu tempo de eventos, me cobro sempre uma produtividade além da conta, entrega, entrega, pico, pico, e esse foi um dos motivos pelos quais eu me apaixonei pelas anfetaminas. Além, é claro, do apoio que elas me davam na minha compulsão por magreza, que, obviamente, não só não havia me abandonado, como estava mais ativada do que nunca, com tanta instabilidade na minha vida.

Por isso, assim como aconteceu durante o episódio da malfadada pia do banheiro do quarto de hotel, quando recebi aquele convite para o Zorra Total, por mais que meio mundo me gritasse aos ouvidos que eu tinha que aproveitar todas as oportunidades, eu novamente travei. Minha resposta foi um grande vácuo. Um vazio. Simplesmente não me ocorreu absolutamente nada que eu pudesse dizer. Se eu falasse a verdade, me dariam outra chance? Me chamariam para um outro trabalho? Ou eu pareceria completamente loka, já que ninguém conseguiria entender?!

(Tava ruim de achar um lugar ao sol, hein, amiga?)

- Sabe qual é o problema, Grila? Eu acho que o espaço que eu ocupo é sempre um "deslugar".

(Melhor lugar ever.)

— Cê tá falando isso porque não é contigo. É muito difícil viver com os dois pés na inadequação.

(Pelo menos ninguém te amarra num lugar só. Já pensou passar a vida como Carmen Miranda, eternamente carregando uma salada de frutas na cabeça?)

— Mas não é oito ou oitenta, né?

(Não é, se você encontra a sua Diva Interior.)

— Que barato é esse, Grila?

(Um caminho para o paraíso, tipo o jogo da amarelinha.)

— Não entendi nada. Será que existe uma Diva Coach?

(Você duvida?)

— Olha só! Achei uma! E não é que tem mesmo?

Pequeno interlúdio para um aprendizado interior

Leka e Rita Hayworth num bar, felizonas. E bêbadas.

Rita
Qual era mesmo sua questão essencial?

Leka
Sei lá. Rita! Tudo fica mais fácil depois do segundo drinque.

Rita
Oh, deuses! As noites poderiam ser eternas!

Leka
Ah, não, eu gosto do sol!

Rita
Que horror! A noite encanta, o dia decepciona.
Repare: todos os desvarios vivem sob a luz do luar!

Leka
Vendo por essa ótica, o gosto do gim é melhor que o do boldo...

Rita
O que uma coisa tem a ver com a outra?

Leka
Cada uma tem a metáfora que merece.

Rita
Sabe qual é o meu problema com o dia, Leka?
Os homens dormem com Gilda e acordam comigo.

Leka
Muda a frequência, amiga.

Rita
Oi?

Leka
As propostas que eu recebo são outras:
"Leka, eu adoraria tomar um porre contigo!"

Rita
Isso não é exatamente lisonjeador.

Leka
Mas pode ser muito rentável. Estou considerando
me tornar uma Bar Coach.

Rita
Trabalhar no ramo motivacional não tá fácil no mundo de hoje...

Leka
Você é minha Diva Coach e tá dizendo que nada disso funciona?

Rita
Ah, tanto faz. No fim, tudo vira bosta.

Leka
Ei! Essa aí não é uma fala da outra Rita?

Rita
Não, é do Moacyr Franco. Mas é ela quem canta.

Leka
Olha só! Hayworth erudita!

Rita
Todas somos, darling. Todas nós somos...

Minha vida é um “deslugar” iluminado (a palhaça das perdidas ilusões)

(E aí, foi legal a sessão?)

— A gente se divertiu muito, mas não sei se resolveu muita coisa...

(Também, quem mandou arrumar um coach especializado nos anos 1940?)

— Ah, essa época tinha tanto glamour! E mesmo que eu reconheça que esse mito todo que se construiu sob as luzes cintilantes desse glamour hollywoodiano e de símbolos como a minha BFF, a Rita, contribuiu e muito com meu inferno pessoal, eu confesso que, ainda assim, tudo isso me encanta... A perfeição é tão bonita...

(Que glamour há em ser transformada em boneca, colocada no pedestal das perfeitas e depois substituída pelo modelo mais novo?)

— Verdade, né? Olha só a fila do crepúsculo das deusas...

(O jeito é tomar o poder de volta, amiga.)

— Que poder, Grila?

(O único que existe, né? Poder sobre si mesma...)

Hã, hã!

Mas esse é um longo caminho, que começa entendendo quem a gente é, de verdade.

E qual é a nossa própria voz.

Eu levei muito tempo para entender que não adiantaria galgar todos os espaços consagrados, um a um, só para me sentir bem comigo mesma, por mais trabalho ou mérito que haja nessa conquista. Se eu não tiver dentro de mim um centro de gravidade, qualquer lugar que eu ocupe será apenas mais uma arena vazia.

Ou mais um palco para a Marioleka.

Como no dia em que o tempo parou pra mim diante de uma plateia de 60 mil pessoas que gritavam o meu nome. Não é exagero nem forma de falar. Eu estava no centro de um palco construído num estádio de futebol, em Recife, apresentando um show da Ivete Sangalo, que era um dos eventos que faziam parte das comemorações do aniversário da Globo Nordeste. E no exato segundo em que eu subi naquele palco e encarei a plateia ouvindo meu nome ecoar em milhares de vozes, com microfone na mão e tudo, experimentei o maior silêncio de toda a minha vida. Aos olhos de todos eu me saí superbem, mas internamente tive uma pausa de uns 30 minutos entre o instante que segurei o microfone e o que consegui falar. Falar o que mesmo? E esse foi o exato momento em que trouxe à tona a primeira ponta do iceberg da mais importante descoberta dessa voz pública, desse lugar da artista que eu ainda percebia como "deslugar". Lembre-se de que, por ter sido parte dessa primeira edição do BBB, diferentemente do que acontece hoje em dia, eu não tinha preparado essa voz. Muito menos entendia o quanto eu precisava descobri-la para poder estar ali. Até estar ali. O quanto sem ela nada daquilo fazia sentido. E apesar de não ter a menor ideia de como fazer isso, entendi que eu deveria descobrir quem eu era como artista. A quem e a que eu emprestaria essa voz?

Naquele estádio, ouvindo as arquibancadas chamando meu nome, pude experimentar uma força nuclear brotando de dentro de mim, um poder tão grande que jamais imaginei. E me frustrou muito não saber que direção dar a toda essa potência.

Mas como nesta vida nenhuma folha cai sem um propósito, hoje tudo isso fez um sentido até maior do que eu podia esperar.

Agora responda: o que você falaria para um público de 60 mil pessoas que silencia, formando um grande vácuo, para ouvir o que você tem a dizer?

E se você não soubesse o que dizer?

Quando saí do palco, a caminho do camarim, a primeira pessoa que vi foi a Ivete. Que me olhou de um jeito que me fez pensar por um segundo que ela sabia exatamente o que eu estava sentindo. Ela veio falar comigo com aquele jeito doce com o qual sempre me tratou em todas as vezes que a encontrei. Nós já havíamos nos encontrado antes dali, na entrada do Projac, onde ela me fez a maior festa e brincou com a semelhança que algumas pessoas viam na gente. Mas naquele dia, e por trás das palavras que ela me disse, eu senti que, pela primeira vez em um bom tempo, alguém parecia me ver de verdade. Não a personagem. Eu. Louco, né? Porque, apesar de toda essa delicadeza e educação, ela não era minha amiga e já ocupava um lugar em que é muito difícil se perceber, ainda mais em um tempo tão curto, tal grau de humanidade. Nessa hora percebi também um dos encantos de estar do lado de dentro da cena. Apesar de cruel, esse mundo tem lá suas vantagens. E nesse momento de cumplicidade, vejo a "Veveta" e não mais a Ivete, super mega ultra pop star, e penso na responsabilidade que essa mulher tem em carregar consigo tantos olhos, tantos sonhos, tantas vidas que ela toca e transforma com a sua arte. E, no entanto, e mesmo assim, ver a mulher que está por trás num olhar afetivo, que desmitifica e me faz compreender que se eu souber exatamente qual é a minha voz, tudo ficará bem. É possível viver nesse "deslugar". É possível romper a bolha. Desde que o seu lugar real seja internamente muito claro e bem resolvido. Entre você e você mesma.

Já na saída, eu caminhava pela ponte que dividia os espaços de apresentação de cada estrela do show, algo como uma passarela que ficava numa altura acima do público. Ao passar por ali, várias pessoas estendiam a mão, buscando contato, gritando, chorando, uma loucura! Abaixei junto àquelas mais próximas, respondendo ao carinho que me chegava tão materialmente. Não, eu não queria ser efêmera, intocável. Eu precisava daquele contato, talvez não apenas para retribuir tanto afeto recebido, mas para lembrar a mim mesma que eu ainda existia, de carne e osso, de forma tangível.

E mesmo que aquela experiência tivesse sido, por um lado, maravilhosa, para minha surpresa, não foi exatamente um entusiasmo o que eu senti. Era como se faltasse uma pecinha do quebra-cabeça. E acho que esse foi o dia em que cheguei mais perto de descobrir que a sensação de estar cumprindo um papel que não era, na verdade, o meu, vinha do fato de eu não saber qual era o meu papel.

Falando assim, parece até ingratidão ou falta de juízo. Mas foi o que eu senti.

Lembro muito do meu empresário me falando que eu precisava parar de sofrer, porque eu estava vivendo um momento de ápice na vida, e tinha que aproveitar.

Aproveitar...

Pensando agora, acho que o que me assustava era saber que aquilo, daquela forma, naquela intensidade, não tinha como se sustentar. Eu não queria me acostumar ao que eu já sabia ser efêmero. E tentava entender qual era a parte que me cabia naquela construção. Era como se algo, em mim, falasse:

Tá todo mundo acreditando nisso, não vá acreditar também, hein?
Alguém tem que ficar ligada aqui!

De alguma forma, esse temor tinha um fundamento. Foi a mesma sensação que eu experimentei ao sair do Big Brother, aquela solidão de não ser vista... Quando alguém ocupa o lugar de ser um ícone de um anseio coletivo, precisa entender esse mecanismo de todos os sonhos que são projetados na sua imagem. Algumas pessoas, como a Ivete, parecem já manejar bem essa onda, mas esse é um patamar difícil de se sustentar sem que se perca completamente o pé da realidade. Ou, ainda, o controle da própria vida.

Era esse o meu grande medo, e também meu dilema: por um lado, sentir que esse lugar, o de estar no centro de um palco, disponível para falar a muitas pessoas, é parte do meu destino. Por outro, saber do risco de me perder completamente no oceano dos desejos e devaneios das outras pessoas.

A única forma de me realizar seria atravessar esse mar.

Mesmo (ainda) sem saber como realizar essa travessia.

*

Enquanto isso, eu ia assentando os tijolinhos da minha trajetória como atriz.

Felizmente, se na TV a coisa andava meio truncada, eu estava conseguindo construir uma carreira até que sólida no teatro, com um mínimo de constância, engatando sempre uma montagem na outra, ou, às vezes, até duas ao mesmo tempo.

Depois de *Caixa dois*, entrei para o elenco de uma peça – *A violência da carne* –, com direção de Marcelo Medeiros, em que eu dividia a cena com o querido Fábio Azevedo. A história, que lembrava bastante o universo do Plínio Marcos, era sobre dois marginais que viviam de pequenos golpes. Eu adorava fazer essa peça, era uma família maravilhosa e ficamos em cartaz no Teatro Fábrica, em São Paulo, num horário bem alternativo, à meia-noite.

Praticamente junto com essa montagem, estive também em cartaz com *As encalhadas*, escrita por Miriam Palma e dirigida pela maravilhosa Bibi Ferreira. Essa peça foi um sucesso, viajamos muito com ela. Às vezes, as temporadas das duas peças coincidiam no mesmo final de semana, e eu saía do Teatro Itália (onde fazia *As encalhadas*) direto para o Fábrica, na mesma noite, para atuar na *Violência da carne.*

Era tudo o que eu queria da vida.

Uma delícia.

Respirar o teatro era sentir o cheiro da minha casa. Um lugar de paz.

Apesar de tudo, a minha situação ainda era muito frágil. Estar num elenco dependia muito mais da decisão de outras pessoas do que dos meus talentos empreendedores. Para quem já havia sido dona do próprio nariz, essa dependência era motivo de ansiedade. Mesmo fazendo todo o possível para sempre atualizar e aprimorar meus conhecimentos, fazendo aulas de voz, corpo, dança, para estar afinada para tudo o que aparecesse, mesmo dedicando a vida a isso... os critérios para estar ou não em determinado lugar eram muito complexos e passavam pelo crivo pantanoso dos afetos e desafetos, isso sem falar da desconstrução constante do Batsinal que ainda me precedia.

Aquilo era muito difícil para mim, estar tão à mercê da decisão alheia.

Recapitule comigo: eu, que há pouco tempo tinha total certeza do meu lugar no mundo, que era a Dona da Lista, que tinha o poder de selecionar quem poderia passar pelo portal dos eleitos, agora estava ali, entre dois mundos, trocando de pele, ainda sem saber qual seria a próxima.

Era como patinar em um limbo.

No mar dessa insegurança, sem ter onde me agarrar, só me restava confiar nas pessoas que me cercavam. Ainda tomada pela paranoia com meu corpo, bebendo loucamente para aguentar o tranco – ou para me esquecer dele – e tentando me proteger de me perder de mim mesma definitivamente, acabei delegando meu poder, metade àqueles que eu julgava mais aptos a dirigir minha carreira, e a outra metade (a que me salvou) a Deus e à nossa relação. Tudo era tão desconhecido pra mim, que ficava completamente paralisada diante das costuras de relações necessárias para que um trabalho acontecesse, e tantas eram as pessoas que falavam, opinavam, intrigavam, que eu acabei me tornando suscetível, ainda mais insegura, praticamente uma Blanche Dubois, aquela personagem do Tennessee Williams.

(Por quê? Passou a depender da bondade de estranhos?)

— Pior, Grila. Do bom senso deles.

(Quem você quer enganar com esse papo de mulher frágil?)

— Tá bom, vai... Eu era só um pouquinho mais enérgica que a Blanche.

(Um pouco? Cê vivia quebrando o barraco, darling!)

— Será que muita gente percebeu?

(Nada, ficou só entre a gente e uma escola de samba inteira!)

— Precisava me lembrar desse episódio?

(Você ia deixar de fora a sua melhor cena? Never!)

Ok, eu vou contar.

Mas já aviso, esse é um grande TBT: *Tava bem transtornada.*

No carnaval de 2003, a escola de samba Viradouro, que já havia homenageado a Dercy Gonçalves, dessa vez colocava como tema do seu enredo, idealizado pelo carnavalesco Mauro Quintaes, a maravilhosa Bibi Ferreira. Bibi foi uma artista cuja trajetória no teatro começou aos 24 dias de vida, substituindo uma boneca numa peça em que seu pai, Procópio Ferreira, encenava. Ou seja, a escola não iria apenas homenagear uma das maiores damas dos nossos palcos, mas o próprio teatro brasileiro.

Várias atrizes e atores iriam participar do desfile, e eu estava entre eles.

O que ninguém sabe é que, antes do desfile, houve uma negociação envolvendo a minha participação e a posição que eu ocuparia. Resumindo, estava tudo certo para que eu saísse numa posição x, que, ao que parece (e sabe Deus se é verdade), uma atriz que também sairia pela escola reagiu. Acontece que ela tinha certa influência, inclusive porque era uma das patrocinadoras do desfile, e implicou sério com a minha participação, principalmente por ser numa posição de destaque.

Foi aí que a coisa começou a complicar.

Porque a Fulaninha bateu o pé e disse que não sairia em nenhuma escola que tivesse uma ex-BBB num papel de destaque.

Ex-BBB. Ex-BBB. Ex-BBB...

Quando coisas assim aconteciam, eu sempre me lembrava da primeira versão do filme *Ben-Hur,* em que a irmã do personagem principal tinha lepra e vivia num lugar que se chamava Vale dos Leprosos – outra visão que assombrou a minha infância 2 –, e nessas horas eu tinha vontade de perguntar pra tal atriz se ela gostaria que eu fosse viver no Vale dos Ex-BBBs, um local bem parecido com o Vale dos Leprosos, bem distante dela, onde não se incomodasse com a existência desses seres abomináveis que saíam de *realities,* e que, para não contaminar o resto da sociedade, deveriam passar a receber comida e água por um elevador que fosse capaz de chegar num porãããããooo! Em nome de Deus, o que essa gente pensa!?

E olha que eu estaria bem longe da criatura! Mas, para quem dedica sua vida a destruir a vida alheia, pouco mudaria se fosse o primeiro carro, a madrinha da ala ou a porta-bandeira. O que importa é fazer valer o poder.

A tal da lista.

Consultei meu empresário, que me disse que seria muito difícil vencer aquela resistência. E não importava o quanto já haviam capitalizado com aquela etiqueta cravada na minha orelha – no momento em que o estrelato chiava, o recado chegava.

– Não tem o que fazer, Leka... É muito difícil...

(Esse rótulo aí não tinha prazo de validade, não?)

– Ou era esse ou outro, um pouco melhor: "Nossa, você é uma grata surpresa!"

(Isso era um elogio?)

– Já perdi a conta de quantas vezes eu ouvi.

(Bom, antes ser uma grata surpresa que uma celebridade burra...)

– Ah, quer saber? É tudo a mesma merda.

Eu até entendia quando isso vinha de pessoas que não me conheciam. Não que eu gostasse, mas quando entendi o que o fenômeno Big Brother provocou, percebi que comprar essa briga era como duelar com um monstro: o gigante que desperta das crenças coletivas.

Agora, ouvir esse preconceito vindo da boca de gente da minha própria equipe, e constantemente, era um pouco demais para mim. O meu empresário, na época, tinha em seu *casting* grandes atrizes, mas algumas dessas figuras, segundo ele mesmo me reportava, não entendiam o porquê de ele "poluir" seu *book* com gente que galgava o estrelato como celebridade instantânea, fruto de um programa apelativo que todo o país passou a idolatrar.

Julgamento. Cruel.

Aquela fenda que me separava da "outra categoria" foi se transformando num corte que jamais se curava, porque a casca era sempre arrancada a cada "Também, né, Leka, você é uma exzzz"...

Onde estava a arte nisso tudo?

Então minha vida seria isso? Competição atrás de competição?

A minha carreira se reduziria a uma eterna exclusão por ter sido parte de um programa de grande audiência? Ou a dramaturgia que tanto desprezavam, um jogo em que pessoas fazem tudo pela própria sobrevivência, com roteiro baseado no pega-pra-capar, já estava acontecendo, com um verniz de glamour, nos subterrâneos do Panteão Projac?

O que era aquilo que eu estava vivendo, senão um paredão?

Então eu vi que o Big Brother não era apenas um programa. Era um grande espelho de como já estavam organizadas as relações sociais, o mesmo jogo das cadeiras, sempre elas, com seus critérios misteriosos... E cada um que lute, se acreditar nisso como única possibilidade de existência na *vanity fair*.

Importante dizer, não era essa a atitude geral. Mas quem já havia incorporado essa dinâmica como parte do seu código de conduta pessoal não se intimidava em seguir as regras desse jogo.

Era matar ou morrer.

No BBB, pelo menos, isso era explícito.

Ali, era tudo camuflado em plumas e paetês.

*

Finalmente, o veredicto: naquele desfile, nenhuma ex-BBB poderia ter destaque absoluto. Ponto final.

Eu desfilaria no carro, é claro, mas em um papel menos privilegiado. Se eu quisesse, teria que me conformar. E como era um desfile histórico, uma homenagem a Bibi, que eu adorava, às vésperas do carnaval, engoli a seco mais aquele sapinho pro meu brejo superlotado e aceitei as condições. Apesar de o meu ego estar aos berros, me resignei com um "papel secundário" no carro alegórico, porque eu queria muuuuito estar naquele desfile.

Afinal, haveria a vida toda para me provar como alguém que merecia cruzar o abismo que dividia as artistas sérias das levianas.

*

Lá estava ele, o maior espetáculo da Terra, nossa grande ópera a céu aberto. Cada uma das escolas de samba carregando, ala a ala, um turbilhão de sonhos, abrindo um portal para uma realidade que se vive no campo sutil, invisível à rotina mundana.

O desfile da Sapucaí é um momento em que a magia que dormita nas raízes do nosso país desabrocha, tal como uma flor efêmera, esse universo oculto. Um sonho coletivo que deflagra, naquela fração de tempo, todos os anseios e expectativas semeados na passarela do samba, firmados pela cadência da bateria e pelo canto do enredo.

A potência dessa festa não é resultado de um simples evento. É um sonho sustentado ao longo de todo o ano pela comunidade que compõe cada escola, que mantém acesa essa chama. Uma imensa fogueira que aquece ao longo dos meses, e convida, nos dias dedicados à festa, para que outras pessoas se somem ao desfile. Assim, compartilham a fonte daquela alegria forjada, e todos podem experimentar o brilho dos próprios desvarios.

O rito da apoteose.

Já na concentração, eu aguardava a entrada da escola, bebendo e conversando com o Raul Cortez, que havia sido meu professor, e com o Mauro Mendonça, com quem eu estava em cartaz. Papo vai, papo vem, eu bebi, bebi, bebi, depois bebi mais um pouco e, chegada a hora de homenagear a Bibi, bem na entrada do sambódromo, eu vi o carro em que eu iria sair.

Estávamos eu e muitas atrizes queridas: a Claudinha Rodrigues, Isabela Garcia, Rosana Garcia, Adriana Garamboni... Tudo parecia estar às mil maravilhas, mas eis que fui arrebatada por uma visão apocalíptica.

Um dos destaques daquele carro era...

Era...

(oh, deuses!)

...uma *ex-BBB*.

A que estava mais na onda, mais novinha, recém-saída da última edição.

*

A casa caiu.

A escola de samba sumiu.

Óbvio que a minha perplexidade não se deu pela presença da menina em si, que a coitada nem devia ter conhecimento da minha participação. Mas todos os meus sentidos se afunilaram num enredo único: a traição. Alguém nessa história havia mentido pra mim, porque se outra ex-BBB ocupava o tal lugar de destaque, a conversa que me enfiaram goela abaixo era apenas mais uma forma de uma cruel manipulação.

A partir daquele momento, enquanto todos cantavam o samba-enredo, eu só conseguia ouvir aquela música do Chico Buarque, que, por pura ironia, era tema de uma das personagens que Bibi Ferreira consagrou: Joana, a versão brasileira de Medeia escrita por ele e por Paulo Pontes.

Já lhe dei meu corpo, minha alegria
Já estanquei meu sangue quando fervia
Olha a voz que me resta
Olha a veia que salta
Olha a gota que falta
Pro desfecho da festa
Por favor

Deixe em paz meu coração
Que ele é um pote até aqui de mágoa
E qualquer desatenção, faça não
Pode ser a gota d'água...

Eu juro: eu atravessei toda a avenida, todos aqueles setecentos metros, me envenenando com aquilo. Não pela menina, coitada, que não tinha nada com isso. Mas me senti enganada. Quem mentiu? Por quê?

E toda vez que meu despreparo pra lidar com esse meio jogava na cara a minha fragilidade, como naquele momento, eu me sentia um balão solto ao vento sem a menor noção da sua direção.

Eu me senti passada para trás.

Destronada.

Comecei a ouvir, naquele instante, a voz de tantas e tantas

mulheres preteridas, como se elas fossem uma fumaça solta, um grito difuso e ainda doído que, de uma hora pra outra, encontrasse destino.

E, como síntese de todas elas, o que aparecia à minha mente eram as falas da Joana, endereçadas a Jasão:

Prestígio, posição...
Teu samba vai tocar em tudo o que é programa.
(...)
Em troca, pela gentileza, vais engolir a filha, aquela mosca morta, como engoliu meus dez anos...
Esse é meu preço, dez anos.
Até que apareça outra porta que te leve direto pro inferno.
Conheço a vida, rapaz.
Só de ambição, sem amor, tua alma vai ficar torta, desgrenhada, aleijada, pestilenta...
Aproveitador! Aproveitador!

Enquanto isso, a escola atravessava a avenida, tudo sendo filmado.

"Muitas atrizes e ex-integrantes do Big Brother Brasil estão nesse carro" – a Globo anunciava, na sua cobertura, alheia à dor de uma ínfima pessoa, naquela multidão, que vivia seu pequeno drama particular.

Ex-BBB. Ex-BBB. Ex-BBB.
Ex-tudo. X-tudo. X-Bacon. Tanto. Faz.

A comissão de frente pintava um arco-íris na avenida.
O samba-enredo da Viradouro ecoava, forte, na Sapucaí:

Se um vento soprar, eu vou
Deixa o "Dom" me levar, amor
Vou em busca de um ideal
No meu sonho de carnaval

E eu ali, cinza de tudo, ainda virada na Joana, seguia no pranto daquelas trocadas, humilhadas, esculachadas.

Uma dor quase insuportável.

Me responda, Mestre Egeu,
O senhor alguma vez já sentiu
A clara impressão de que alguém lhe abriu
A carne e puxou os nervos pra fora
De uma maneira que, muito embora
A cabeça inda fique atrás do rosto,
Quem pensa por você é o nervo exposto?

E o samba-enredo no auge...

E quando o Sol se põe
Desce uma estrela lá do céu
Vem reviver ao seu lado Bibi
O seu mais brilhante papel...

É assim, mestre, que eu estou ferida
E só o que ainda me liga à vida
É meu ódio. E o ódio não é uma peça
Que a gente encaixe num quebra-cabeça,
Que aí não é mais ódio, é jogo puro

Eu sei que parece exagero, dor de ego ferido, chilique, talvez tenha sido tudo isso junto com bebida e ira contida, junto com todos os nãos que eu já carregava na vida, junto com todos os sorrisos com que eu me vestia para continuar na festa...

Eu tenho que sair ferida,
abandonada, doída, sem abrigo.
Não, não pode fazer isso comigo, meu Ganga.
Não, não pode ser!

É normal, então, confiar e ser jogada para escanteio na avenida? Porque é normal que assim se faça, porque é normal ser trocada como peça ou mercadoria?

É normal achar que é normal que o sentimento alheio é casca que se joga no lixo, depois de sugar todo o sumo aproveitável dentro daquele "nicho"?

É normal desconfiar de cada criatura com quem você trava contato, compromisso, contrato, só porque é esperado que, em algum momento, sem que você saiba, por trás dos panos (nada pessoal, é só profissional), será passada pra trás? Ou descartada com os restos, depois de servida num prato?

É normal ficar contida, fina e quieta na fita, enquanto o rolo compressor te transpassa, e a você cabe, apenas, tramar uma ingênua vingança contra aqueles que seguirão, não importa o que você faça, no jogo injusto da trapaça, simplesmente porque há séculos e séculos (e ainda hoje) são os que detêm a mordaça?

Calada, Leka! Melhor engolir a bagaça...

É normal seguir o desfile emudecida, ou melhor, cantando alto, sorrindo, ferida, enquanto o horizonte no fim da avenida é uma eterna reprise dessa história sem graça?

É normal, minha gente, que ninguém se importe com o sentimento?

Calada, Leka! Só curta o momento...
Feche os olhos. Cante o samba,
Que um dia tudo isso passa.

Não, não passa não. Nada mais passa.

Ao final daquele desfile, na dispersão, eu projetei toda a minha fúria em todos que me fizeram experimentar desse cálice.

Não consegui me conter. Eu era pura bomba forjada por todos os estilhaços um dia fincados nas costas de tantas outras de nós, vincando fendas, arrancando as asas. Ali, de forma inconsciente, eu fiz valer, pelo avesso, a minha vocação teatral: a de trazer à tona os dramas da vida, as emoções tortas, feias, escondidas. Sem ensaio, sem controle, sem vergonha, sem medida.

Bêbada de tudo, entregue às minhas piores compulsões, eu dei, de bandeja, motivo para quem já me julgava conseguir mais argumentos.

Gritei, a plenos pulmões, numa ópera particular, toda a dor do meu desencanto.

*

Apesar de hoje não desconsiderar a dor que eu sentia, eu reconheço meu talento em escolher o pior momento e forma de manifestar toda aquela mágoa que eu carregava. Acho que nunca me arrependi tanto de algo que fiz...

As coisas, que já não estavam fáceis, ficaram um pouco mais difíceis, e a cada oportunidade que eu sentia perdida, o tal "E se..." soava com tudo.

E se eu não fosse tão impulsiva?
E se eu tivesse segurado um pouco mais aquela onda?
E se, e se, e se...

Mas a vida não tem *undo,* e tive que carregar as consequências de todos os meus destemperos, e lidar com meus próprios ressentimentos. Só muitos anos depois me reconciliei com esse episódio e com todos os envolvidos. Queria ficar em paz com tudo isso. O desassossego daquela madrugada desvairada foi tão amargo que nunca saiu da minha cabeça. Aquela força primitiva inexplicável, que se apossou de mim naquela noite, me assombrou por longos anos.

Às vezes, eu penso... aquela cena poderia ter sido diferente?

Seria possível me fundir naquele enredo machucado sem sucumbir? Ou frente ao gatilho de Medeia, ou de Joana, não há o que fazer, além de queimar na fogueira da fúria?

Eu, que tanto sonhei em interpretá-las, sem me dar conta, me vesti inteira delas, e experimentei sua ira em uma performance única. Gritando alto e bom som, na dispersão da Sapucaí. E com casa cheia.

Bem diferente de tudo o que eu já havia imaginado.
Explosão patética, lava vulcânica de um rompante imprevisível.
Bem. Ao. Meu. Estilo.

JOJÔ
Péssimas notícias, Juju. O Hércules se demitiu.

JUJU
Ah, não, você não conseguiu argumentar?

JOJÔ
Ele estava irredutível! Falou que esse desfile foi a gota d'água pra ele.

JUJU
Isso não é uma demissão, é uma piada infame!

JOJÔ
E agora, o que a gente faz?

JUJU
Eu falei que um semideus não dava conta. A bicha tem Dionísio no corpo!

JOJÔ
É isso! Tive uma ideia!
Não adianta a gente tentar segurar, precisamos é de uma força compensatória!

JUJU
Apolo não está disponível, já perguntei.

JOJÔ
Mas esse aqui é bem parecido, olha só!

JUJU
É... forte o cara é... Mas ele é humano, Jojô!

JOJÔ
Ah, mas tô sentindo que vai dar match!
É só a gente promover esse encontro.
Olha aqui, tem uma festa a caminho...

JUJU
Eu sou anjo da guarda, não cupido!

JOJÔ
É um anjo brasileiro, tem que fazer um pouco de tudo! Inventividade é a nossa marca!

JUJU
O nome disso é precarização.

JOJÔ
Ah, Juju, não azeda, vai. Tudo pelo amor!
Afrodite irá nos socorrer!

JUJU
Ou o Loke...

JOJÔ
Cê já tá misturando as mitologias!

JUJU
E daí? Vamos precisar de todos os deuses disponíveis!

Ao tentar entrar na cabana onde morava a avó,
Uma coisa bem estranha aconteceu.

A casa se mexeu.

Como poderia ser?
A menina, curiosa, tentou de novo.
Bateu na porta, que era torta,
Forçou a fechadura, que era dura,
(tal como uma boca dentada e cerrada)
E quase foi atropelada por um par de pés de galinha, que levantou a casa do chão como se fosse seu corpo.

Que raio de velha era aquela que morava
numa cabana caminhante?

Uma morada sem alicerces?
Só poderia ser de uma avó bem loka.

Mas, para entrar nela,
A menina precisava,
antes,

Ancorar.

5º MOVIMENTO

ANCORAGEM DESVAIRADA

E para não dizer que não falei das flores, ops, da minha vida amorosa, muitos eventos dela não foram muito diferentes daquele desfile. Alguns escandalosos, temperadinhos com doideira, bebedeira e algumas doses de traição. Mas uma diferença fundamental em relação à ópera da Sapucaí foi que, nesses casos, a maior responsável não fui eu, mas a ação daquela rede de fofocas, urubu de celebridades, a precursora de todas as *fake news*.

Vou poupar todos aqui dos detalhes, mas o caso é que eu estava me recuperando do término do meu último namoro, que teve um fim bem catastrófico por causa de um *paparazzo.* Os tais mal-entendidos gerados por fotos que nunca deveriam ter sido publicadas, e que geraram reações tão descabidas que lançaram a relação ribanceira abaixo. Sou até que bem compreensiva e pouco ciumenta, e acho que casos de infidelidade devem ser vistos e julgados pontualmente, mas deslealdade não tem volta. É preferível a rua da amargura.

Eu caminhava justo nessa vereda, ainda meio de luto, quando, em uma festa, conheci meu marido – que conta uma versão da história dessa noite absolutamente diferente da minha. Então, para não causar conflitos internos, sintetizarei esse primeiro momento.

Um homem enorme, forte, gentil, praticamente um lorde. E eu, obviamente, carregando algum copo cheio com alguma coisa. Pense num *blend* improvável. Era como misturar vodca com açaí. Mas, além de eu já ser especialista em criar misturas inusitadas – habilidade que me rendeu momentos de glória no meu tempo de Rainha da Noite –, eu também era a rainha da imprevisibilidade.

Tava. Tudo. Certo. Dentro. Do. Estranho.

Por incrível que pareça, de alguma forma inexplicável, funcionou.

Então, talvez por sermos tão opostos, acabamos nos complementando de um jeito que aquele *crush* virou namoro, depois paixão, e então a coisa ficou ainda mais séria.

Daquele dia em diante, nunca mais nos separamos.

Apesar dessa síntese de *love story*, nossa *real story* nos trouxe muitas arestas a aparar. Como toda história de verdade. Uma relação não cai do céu, ela se constrói. Um casamento se parece mais com o ato de se erguer uma casa do que com um voo de balão rumo ao infinito azul sem fim e sem tempestades.

O Thiago vinha de uma família bem tradicional, que obviamente estranhou aquela novidade toda na vida dele, que antes era construída a passos mais seguros. Em princípio, não fazia a menor ideia de onde encaixar todo o "pacote Leka".

A minha trajetória você já conhece bem, e o namoro não mudou nem uma vírgula dos meus objetivos: consolidar minha carreira como atriz. Não a qualquer custo, algodão-doce ou pirulito (como já deixei claro aqui), mas com toda a potência da minha vontade, não medindo esforços para estar nos lugares que me abriam as oportunidades que eu desejava.

Para isso, eu vivia na ponte aérea, alternando, entre Rio e São Paulo, ensaios e apresentações, teatro e televisão. O Thiago, apesar de às vezes estranhar meu estilo de vida – praticamente oposto ao que ele levava –, me acompanhava sempre que podia, buscando, sinceramente, entender toda aquela dedicação de corpo e alma com a qual eu me lançava cada vez que entrava em algum elenco, assim como a inconstância de humores gerada pela minha compulsão.

Essa parte era a mais desafiadora. Pra não dizer treta mesmo.

Por pior que fosse, eu já estava acostumada com minha ópera pessoal, mas trazer uma pessoa para participar do rolê da Jabba era uma tarefa terrível, apesar de inevitável. Intimidade é isso, conhecer o outro em todas as suas partes, inclusive aquelas que a gente esconde atrás da porta. E não dava para ser íntima de alguém sem que, em algum momento, essa face da desmedida se revelasse.

Era muito difícil, pra ele, entender aquele mecanismo pendular entre a Leka Super Power e a Leka Tatu-Bola. Mais ainda, aceitar que a bebida era a única forma de desligar aquele martírio, mesmo sendo ela, às vezes, causa do martírio alheio.

Por outro lado, para mim, era muito díficil conviver com alguém cuja educação foi totalmente diferente da minha. Fui criada mais "sem limites". O que, por um lado, nunca me deu muitos parâmetros, mas, por outro, me trouxe um senso de autonomia desde muito nova.

Para mim, entender o mundo de onde ele vinha, recheado de normas, deveres e formalidades, era exaustivo.

E como tudo na vida tem dois lados, algumas dessas regras, confesso, eram bem admiráveis. E por trás da dureza desse jeito mais "engessado" de ver a vida, eu começava a ver um ser humano consciente e preocupado com tudo e todos de um jeito que eu nunca tinha visto até ali. Um senso ético apuradíssimo, que se refletia em um cuidado com o outro que, até aquele momento, passava longe da minha percepção. Como em uma noite, numa festa da gravadora Trama, em que eu quebrei um copo de uísque e um dos cacos feriu a perna de uma moça. Eu nem reparei, é claro, jamais faria aquilo propositalmente, mas o fato não passou despercebido pelo radar do Thiago. Ele me tirou da pista de dança e me fez ir até ela, me mostrando as consequências do meu ato, e praticamente exigiu que eu me desculpasse.

Gongo.

Essa imposição, naturalmente, me conduziu para a direção oposta – fui cantar no palco. Eu posso até ser uma megera, às vezes. Mas domada, nunca.

Àquela altura do campeonato, era inconcebível que alguém me falasse o que eu tinha que fazer. Já me bastava a televisão, os *paparazzi*, a mídia e o escambau me determinando quem eu era ou deixaria de ser. No campo das minhas relações pessoais, o único território em que eu podia *escolher*, aquilo era inadmissível. Assim como, para ele, era também insuportável aceitar uma personalidade absolutamente caótica e inconsequente, que se negava a ter uma ínfima responsabilidade sobre as consequências de seus atos, que era a faceta acelera-na-ladeira que tomava posse de mim depois de alguns drinques.

O que era bastante frequente.

E aí, o que fazer quando um casal dessa natureza resolve se unir?

A resposta de Renato Russo foi Eduardo e Mônica...

Mas como não sou boa compositora, só passando por uma provação alquímica mesmo...

JOJÔ

Pois é... e a gente se iludindo, achando que
um novo amor seguraria essa onda...

JUJU
Na verdade, pensando bem, essa teoria foi bem machista.

JOJÔ
É, né? Mocinho salvando a mocinha... caímos nessa.

JUJU
É difícil desconstruir o amor romântico...

JOJÔ
Fora que ele sempre acaba em sofrimento ou morte.

JUJU
Melhor essa treta mesmo, pelo menos eles já sabem
onde estão se metendo...

JOJÔ
Será que vão continuar juntos?

JUJU
Claro, né? Amor realista é o que dura. A ilusão é que não sobe a serra.

JOJÔ
Você daria um ótimo Love Coach, sabia?

JUJU
Que o Pai me livre! Gente é muito complicado.
Estou considerando mudar pro setor de São Francisco de Assis.

JOJÔ
Pior é que agora acabou meu repertório.

JUJU
Quer saber? Acho que a Leka já passou da idade de ter anjo babá, né?

JOJÔ
É, né? E a gente já tá com férias vencidas...

JUJU
Bora pra Bahia, Jojô!

JOJÔ
Mas não é pra lá que ela sempre viaja?

JUJU
Putz, é mesmo! Melhor a Patagônia.

JOJÔ
Será que a Lekinha vai ficar bem sem a gente?

JUJU
Olha, eu acho que não vai fazer a menor diferença.

JOJÔ
Tá dizendo que nosso trabalho é inútil?

JUJU
Não, tô é desejando que seja.

JOJÔ
Juju, fala a verdade: você tá só querendo tirar férias ou tá planejando uma demissão?

JUJU
Agora fiquei magoado... você acha que eu faria isso com você?

JOJÔ
Acho. Você acabou de citar o São Francisco, tá cheio de ideia, que eu sei.

JUJU
Não viaja, Jojô... como eu poderia viver sem essa adrenalina toda?

Como viver sem uma compulsão para chamar de minha?

Essa era a pergunta de um milhão de dólares.

Se por um lado esse estilo de vida provocava tantos altos e baixos, o que seria da minha vida sem essa montanha-russa que eu aprendi a chamar de paixão?

Ainda mais turbinada pelas bolinhas mágicas?

Sim, elas ainda eram parte do meu cotidiano, tão naturais quanto o café da manhã. Aliás, dentro das próprias emissoras de TV descobri uma nova variedade, que eram distribuídas com a mesma tranquilidade de quem prescreve uma vitamina C:

Olha só, daqui a uns dias você vai gravar, toma isso aqui para dar uma desinchadinha...

E agora, que minha história era pública, as tais bolinhas chegavam até mim sem que eu precisasse me mexer. Pelas mãos do produtor de TV, pelas farmácias que me mandavam de presente, pelas pessoas estranhas que me ofereciam em academias (ahhh, a Magrá amaria esse novo cenário da minha vida cheio de informações privilegiadas...).

E da mesma forma que se devia caber em um figurino que caberia num papel, também existia a saída pra se moldar um corpo.

Tudo. Muito. Normal.

E tudo bem natureba, com logotipo verde e tudo, tipo aqueles chás que a vovó faz quando se tem azia. Cara de remedinho caseiro. O jeito era pagar o tributo, e ainda agradecer por aquela solução ter vindo de forma tão acessível, entregue de bandeja.

Confesso: nunca reclamei, ao contrário, divulguei. Era bem conveniente ter a solução de todos os meus problemas em cápsulas. E óóóbvio que eu dividiria isso com meus amigos, né?

Achei tão prático que descolei o contato da fornecedora, de quem eu conhecia apenas um nome e uma voz ao telefone. Pedia as pastilhas mágicas e... *voilà!* Chegavam bonitinhas, naquela inocente e natureba embalagem. Eu, que já era íntima das anfetaminas, na segunda cápsula já sabia que aquilo estava longe de ser natural, porque era só tomar uma e a gente já ficava virada no modo Jiraya, pronta pra matar um qualquer. A tal mulher do telefone ainda recomendava tomar duas por dia, mas eu nunca fiz isso. Se eu tivesse feito, acho que meu coração já teria parado.

Engraçado, porque quando a gente consome algo que tem a bênção da indústria farmacêutica, acha que não é droga.

Compra, feliz, e celebra o milagre.

Depois eu entendi o preço.

*

Vida loka que segue, e eu no teatro, continuando a temporada com *As encalhadas*, que sempre nos rendeu muitas viagens e apresentações. Também entrei em cartaz no Teatro Augusta com o *Terceiro travesseiro*, aquela peça em que eu fazia a tal mãe conservadora que deveria ser dramática, mas ficou engraçada. Em suma, continuava na mesma rotina corrida, e ainda com o namoro rolando solto. Apesar de nossas diferenças, o Thiago e eu estávamos bem apaixonados, e era bem gostosa a nossa relação.

Apesar, também, de todos os pesares, o que nunca faltava na minha vida eram viagens e festas. Disso não tenho o que reclamar.

Mas como nada fica parado, nesse meio-tempo descobri uma endometriose. O médico que me atendeu teve uma longa conversa comigo, e disse que seria muito difícil que eu tivesse filhos. Ser mãe era algo com o qual eu nem sonhava naquele momento, mas, mesmo assim, foi muito ruim tomar contato com aquela limitação. Quando ele me propôs uma cirurgia para fazer uma limpeza, eu topei no ato.

Dez dias depois da operação, adivinha...

Eu estava grávida da minha primeira filha.

*

Vou ser sincera: aquilo foi bem assustador.

Hoje, digo que a Giovanna é uma das melhores pessoas que aconteceram na minha vida. Amo muito, muito, muitooooo minha filha, e ela foi um dos principais motivos para eu começar a escrever este livro.

Mas, naquele momento, eu não tinha a menor ideia de como faria para criar um bebê naquela rotina turbulenta na qual eu estava metida.

De segunda a quarta eu morava em São Paulo. De quinta a domingo, no Rio, em um hotel onde todo o elenco da peça morava também.

Como ter um filho no meio desse vuco-vuco?

O que fazer?

Eu ainda não me sentia pronta para ser mãe. Para falar a verdade, eu ainda me sentia uma filha, apesar dos meus 31 anos. Meu marido, por outro lado, apesar de não estar com a vida preparada naquele momento e quase ter entrado em pânico com a notícia, parecia ter nascido para ser pai. Ele é o tipo de pessoa que é ímã de crianças, está sempre cercado delas, sabe sempre o que fazer e o que dizer.

E algo maior, uma força que vem daquele lugar onde as coisas mais sublimes vivem, soprou no nosso ouvido: *psiu, tranquilos, tudo vai dar certo...*

Então, mesmo morrendo de medo, nós decidimos encarar a maior de todas as aventuras.

E nos tornamos pais.

*

Tomada aquela decisão, minha vida passou a ser uma contagem regressiva. Eu já sabia que, a partir de um determinado momento, a não ser que encontrasse justamente um papel de gestante em alguma dramaturgia em produção, todas as minhas atividades teriam que ser pausadas.

Nesse momento, eu estava envolvida na montagem do *Terceiro travesseiro,* que foi um sucesso estrondoso em São Paulo, com sessões extras e tudo, e que estava em temporada também no Rio de Janeiro.

Contudo, não sabemos a razão, a temporada por lá ia mal, e começamos a perder apoios, inclusive da companhia aérea que nos fornecia as passagens. Então, para seguir na peça, eu precisei colocar o carro na estrada. Se há algo de que ninguém pode me acusar é de não ser comprometida, e eu não queria deixar o produtor na mão. Cheguei a ir dirigindo, inclusive com o pé quebrado, ainda dando carona pro pessoal da equipe técnica. Para desespero do Thiago, que por nada no mundo entendia o sentido daquilo, o porquê de eu estar trabalhando naquelas condições, num calor de 40 graus, praticamente empatando o dinheiro.

Mas como deixar para lá, se esse era o meu sonho?

Eu precisava aproveitar o máximo que eu podia, e enquanto eu podia.

Ainda nesse período gravei algumas participações na Globo, como o programa *Carga Pesada*, até o limite em que consegui. Porque eu sabia que, no momento em que nossa filha chegasse, minha vida mudaria radicalmente.

E assim aconteceu.

*

Thiago e eu nos mudamos para um apezinho na Vila Mariana, zona sul de São Paulo, que seria o pequeno ninho da nossa família recém-formada.

Sim, eu estava feliz, mas também carregava, como sempre, aquela velha sensação de deslocamento. O meu conhecido "deslugar".

Nove meses não havia sido tempo suficiente para uma mudança daquele tamanho: sair de uma vida solta, com horários marcados apenas para os compromissos profissionais, dormindo em flats e hotéis, saltando entre festas, estreias e eventos, para uma rotina puérpera, quieta, contida e com um novo papel totalmente inusitado (para não dizer inadequado): a maternidade.

Isso, é claro, sem falar do corpo.

Esse é um (imenso) capítulo à parte.

Se essa mudança radical na autoimagem é complicada para a maioria das mulheres, imagine como eu me sentia, já conhecendo, aqui, minha compulsão, e aquele mecanismo panicado que disparava ao simples soar dos 70 kg...

Pode adivinhar quanto eu pesava?

Eu havia engordado, até o final da gestação, 32 kg!

(Afinal, contenção nunca foi meu forte.)

Num primeiro momento, curiosamente, a gravidez surtiu em mim uma espécie de efeito libertário, como umas férias daquela obsessão de ser magra, porque não tinha jeito mesmo. É parte da experiência ver a barriga crescer. Daí me entreguei, fazer o quê? Comi que nem a nona Josefina, até suspirar, literalmente empurrando a conta daquela farra para depois.

Afinal, todos me diziam que, amamentando, eu emagreceria, que tudo voltaria ao normal, e eu carregava essa promessa como a pedra fundamental da minha única esperança. Mas, durante todo o tempo em que eu amamentei, não emagreci um grama sequer. Era uma fome tão desesperada que eu sentia, que não tinha como ser diferente: depois que a Giovanna mamava, eu comia em dobro... o que me fez imaginar, com um pouco de terror, que minha missão seria mais árdua do que eu havia pensado.

Então eu me vi frente a um duplo desafio: voltar ao meu corpo de antes, o que praticamente queria dizer voltar à pessoa que eu era antes – a vã ilusão que cativa praticamente toda mãe de primeira viagem – e, durante esse processo, conseguir trabalhar. Porque, obviamente, eu não havia guardado um tostão sequer.

Acho que essa foi a fase de maior perrengue na minha vida. Obviamente, a minha dificuldade em voltar a trabalhar não era apenas por estar atravessando o puerpério, mas pela total inadequação, em todos os meios nos quais eu trabalhava, que um *corpo em puerpério* representava.

Eu tinha pelo menos 30 kg para perder, no mínimo!

Coisa que não se consegue de um mês para o outro. Nem eu, que era profissional no tema, seria capaz dessa proeza.

Como lidar?

*

Então, o que eu mais temia aconteceu: fui chamada para o teste de uma peça que eu queria muuuuuito fazer. Megaprodução. Grande elenco. Fui conversar com o produtor, que era um grande amigo meu. Quando ele me viu, não conseguiu esconder o desalento. Daqueles 30 kg, dez eu havia perdido nos primeiros meses, mas o restante, apenas depois de um ano. Naquele momento, eu não tinha a menor condição de estar na personagem. E não era frescura. O espetáculo falava do universo da moda e estar magérrima era condição que dispensa explicações, né?

Foi duro pra ele me dar aquela notícia, ainda mais conhecendo minha paranoia. Mas, no fundo, eu já sabia.

Não teve jeito. Tive que renunciar ao papel.

E choramos juntos.

*

Apesar de aquela ter sido a única decisão disponível, acho que eu não estava pronta para aquele... como se diz... *desapego.*

Uma parte minha, consideravelmente imensa, estava muito, muito, mas muuuuuuuuito contrariada.

Como poderia ser uma coisa daquelas? Uma notícia tão boa, a chegada da minha filha ao mundo, colada com tantas privações?

Era como se fossem duas coisas separadas: parir uma filha e me tornar uma mãe. Sem querer estigmatizar – até porque, como eu disse, sempre passei longe do perfil ideal –, parece que há uma última entrega necessária, além do parto, que faz você cruzar definitivamente o limite entre um antes e um depois.

Como limites nunca foram meu forte, eu não tinha a menor ideia de como cruzar essa linha, muito menos onde ela estava.

Depois de me sentir forçada a abrir mão de um papel tão desejado, eu pirei. Liguei para o meu médico, praticamente um *dealer*, e disse que estava desesperada. O figura, na minha frente, não só prescrevia as bolinhas sem o menor julgamento, como ainda zoava com a minha cara.

— Cê gosta disso, né? — Dizia, rindo, enquanto me passava a droga.

Até que, numa noite, chegou até mim a fatura daqueles anos e anos de desmedida, tudo de uma só vez. O tal do limite se mostrou, claro e evidente, pintado com tinta fluorescente, e ainda reforçado com neon.

Eu havia chegado em casa após um evento, e com a usual mistura de bebida com pílulas mágicas, de repente tive uma crise bem séria de ansiedade.

Durou uns 50 minutos, mas foi o tempo de uma eternidade.

A Giovanna era novinha, com seis ou sete meses, e estava no berço. Eu, praticamente sozinha, do lado dela (a babá estava longe, e se eu mal conseguia falar, imagine gritar). Foi desesperador. Eu nunca havia experimentado aquilo na minha vida.

Eu olhava, em pleno pânico, para a minha filha no berço, pensando em tudo que eu queria viver com ela... estar ao lado dela quando ficasse doente, para ouvir contar sobre o primeiro beijo, ou quando ela chorasse pelo primeiro amor, quando se formasse... um trem-bala de tantas cenas queridas, que talvez eu não pudesse viver, porque achei que iria morrer. Abri a janela, eu queria respirar, jogava água no rosto, queria voltar. Queria voltar, voltar, voltar, nem sabia pra onde, se para meu corpo ou para a própria vida, que parecia estar se esvaindo.

Com a força da fé que sempre me guiou, eu jurei para Deus, muito sinceramente, que se eu não morresse ali, eu nunca mais tomaria nenhuma bolinha mágica para emagrecer.

Nunca. Mais. Mesmo.

Eu posso ser loka, mas tenho palavra. E também tenho uma relação muito doida com Deus, porque dentro de mim carrego uma certeza de que sou uma filha muito amada por Ele, sabe? Daquelas que só fazem cagada, mas mesmo assim o pai não resiste e abraça, sem julgar. Meu Deus é parça. Mas também não cobro Dele ter que se virar pra resolver meus B.O.s, as consequências dos meus atos. Isso é assunto meu. Então, se pedi, foi como um último esteio, me agarrando à fé de que minha vida não poderia acabar ali, deixando órfã uma bebê de colo, partindo de forma tão patética, que nem o papagaio da Alessandra. Ele pelo menos teve uma morte coerente, levado por um animal maior na cadeia alimentar. Eu estava sucumbindo a quê?

Nem tive tempo de responder. Apaguei.

Nem sei como, talvez a babá tenha escutado a queda, ligou para uma tia, que morava no prédio, que ligou pra ambulância, e quando eu acordei e vi que ainda tinha um corpo e também uma filha para criar, cumpri, finalmente, o rito.

Encontrei algo maior do que a minha compulsão. Mais importante, mais sagrado.

Foi a primeira vez que eu senti essa força.

E, conforme prometi, nunca mais tomei nenhuma bolinha, por mais tentador que fosse.

Como ainda é.

E acho que sempre será.

Depois desse episódio, de alguma forma eu senti que tomei um pouco mais as rédeas da minha vida. A partir dali, criei uma lista de prioridades. Isso significou que, mesmo naqueles momentos completamente tomados pela compulsão – que, evidentemente, não me abandonou magicamente só porque eu encontrei algo superior a ela –, eu conseguia ter um mínimo de autonomia, pelo menos suficiente para não fazer (ou deixar de fazer) coisas que trariam consequências para as pessoas que eu amo.

Essa decisão marcou uma nova fase para mim, em que eu tive que cair um pouco mais na real. E quando falo cair, isso incluía meu estilo de vida. Porque, apesar de ser um grande avanço perder 20 kg sem a ajuda de remédios, esse não era o único desafio que eu tinha naquele momento.

Havia um outro probleminha envolvendo números que era igualmente complicado: minha conta-corrente. A coisa era simples assim: eu tinha carro, mas não tinha grana para a gasolina. O Thiago também estava no começo de carreira, e mal e mal pagava as contas. A gente fazia questão de se bancar, ainda que aquilo significasse uma redução drástica do nosso padrão.

Praticamente uma queda livre.

(Oh, dó!...)

– Ah, Grila, pra quem tava acostumada a viver regada a champanhe no Rio de Janeiro, a mudança foi grande, né?

(Cruz credo, aquela vida de Penélope, eternamente esperando um papel!)

– Também não precisava ser tão o oposto!

(Meu amor, já viu o desenho da sua curva dramática? Parece um coração acelerado!)

– É exatamente o que me define!

(Deixa de ser reclamona! Mesmo zerada na conta, você ainda viajou e festou muito!)

- Graças aos meus amigos, né?

(Amizade é só o que fica dessa aventura louca, meu bem.)

- É só o que segura a onda mesmo...

Mas as contas não paravam de chegar, e não tinha como fazer com que elas desaparecessem vestindo um *look* maravilhoso e emprestado. Elas eram imunes a esse charme, e só aceitavam o que era de César mesmo. O jeito era jogar pra cima e sortear a do mês, enquanto o resto do mundo achava que minha vida tava bem leite com pera, como minhas aparições públicas faziam parecer.

Isso dá um vuco-vuco mental. É preciso muita criatividade e autoestima pra gente não passar a vincular nosso valor pessoal aos números do extrato bancário. Principalmente quando você já viveu sem nem lembrar que esse extrato existia.

E num grande paradoxo, essa foi uma fase em que fui tão feliz, que até de todas essas dificuldades me lembro com muito carinho.

Agora, que tem uma imensa contradição aí, ninguém pode negar. Por um lado, cobra-se (individualmente) que cada pessoa ativa no planeta passe relatório justificando seu fracasso, a queda da sua participação no PIB geral - o que se assemelha muito ao pânico que eu sentia diante da balança dos Vigilantes do Peso. Por outro lado, as pessoas têm mais facilidade de falar da sua vida sexual do que da financeira. E olha que esse tema é um imeeeeeeeenso tabu! O que me faz parecer que a seita da prosperidade não está muito atrás da seita da magreza.

Mas, apesar de o meio artístico ser bem mais generoso que o Reino da Noite - onde, já contei aqui, um corpo que não passasse fome não passaria nem pela porta -, e existirem personagens para pessoas com diferentes naturezas físicas, é inegável que as oportunidades eram infinitamente menores. E mesmo que tivesse a personagem da gordinha ali, dando sopa pra mim e pros meus 20 kg a mais... eu aguentaria fazer?

E assistindo aos malabarismos que meu marido fazia nessa fase, se desdobrando em mil empregos pra fazer "a conta fechar", eu, que sempre fui economicamente ativa, não conseguia, simplesmente, e ainda por cima, pela primeira vez na minha vida, além de não ajudar, dependia. Não tinha jeito. Era mais do que evidente que eu precisaria de uma nova fonte de renda, pelo menos durante o tempo que meu corpo iria levar para voltar à forma anterior.

Desbravando novas terras

Como nunca tive problemas em trabalhar, muito menos em empreender, a questão não era começar algo novo, mas sentir que eu poderia me desviar do meu grande objetivo, se acabasse me enveredando para outra área. Depois de tudo que eu já havia feito para estar no mundo das artes, aquela trajetória não poderia fazer nenhuma curva, sob pena de perder toda a construção realizada até aquele momento.

A solução que encontrei: retomar minha verve realizadora, produtora de eventos, que consolidei na minha época de *promoter*. Mas, dessa vez, trabalhando diretamente com produção cultural e dentro do serviço público.

Sim, passei a trabalhar numa Organização Social da Secretaria de Cultura do Estado de São Paulo.

Essa foi uma época de grande aprendizado.

Por um lado, como você pode imaginar, aquele era um ambiente que se encaixava no meu ser da mesma forma como um círculo cabe num quadrado. Não falo da cultura em si, evidentemente, mas do dia a dia dentro de um aparelho público. Não vou mentir: no início, aquilo era um pouco "descolocado," não só para mim, mas para todos ao redor. E, além de tudo, nesse começo meu trabalho foi bem burocrático e era difícil que me entregassem projetos internos para tocar, porque achavam que eu estava ali para uma escalada política.

(Nossa, se soubessem o quão longe aquilo estava dos meus planos!)

Eu só queria realizar e estar ainda no radar do meu ideal de vida. Aos poucos eu fui mostrando minha força de trabalho e me aproximando das pessoas que também tinham esse objetivo. Encontrando meu lugar ali, até chegar ao ponto de produzir muitos projetos incríveis, que uniam o melhor dos mundos: os meus antigos contatos da época em que eu promovia festas e a chancela da Secretaria de Cultura, que dava credibilidade aos eventos que eu produzia. E eu soube aproveitar essa oportunidade muito bem.

E foi um tempo muito feliz, em que compreendi outros lados da cultura que me enriqueceram de muitas formas. Nessa fase, criei e ajudei a criar, além de produzir, ações e eventos que levaram cultura a muita gente, assistindo assim, bem de pertinho, a essa importante ferramenta de transformação na vida das pessoas.

Então eu passei a atuar em diversas áreas – teatro, cinema, circo, literatura, artes plásticas. E, empreendedora que eu sempre fui, acabei pegando gosto pela coisa.

As raízes foram se firmando naquela nova terra, tanto na minha nova, linda e amada família, quanto financeiramente. E apesar de eu e o meu marido já vivermos uma relação estável e morarmos juntos, nos casamos oficialmente.

E pouco tempo depois, ao ver a nossa família um pouco mais consolidada, uma nova estrelinha resolveu experimentar a aventura nesta Terra.

Dessa vez era o Gabriel que estava a caminho.

*

Gabriel chegou na nossa vida em 2010.

É impressionante como, na primeira vez, a minha dificuldade de *me tornar mãe* foi muuuuito maior do que a de *parir uma filha*. No segundo filho, como esse caminho já estava mais ou menos estruturado, o processo foi mais suave.

Menos, é claro, que você já sabe.

Novamente, eu estava com aquela faixa de 30 kg a mais, e ainda decidida a não me valer de nenhum recurso químico para me "ajudar" naquela empreitada. O jeito foi, mais uma vez, fechar a boca, trocando minha compulsão por brigadeiro (melhor doce do mundo na minha humilde opinião), por uma compulsão por corrida (nem que pra isso eu precisasse me imaginar correndo atrás de um caminhão de brigadeiros). E assim, malhando com muito foco, emagreci mais do que engordei.

Confesso que, quando me faltava estímulo, era fácil me valer da raiva. Porque se a seita da prosperidade me cobrava relatório, imagine a da magreza, que ainda tornava meu débito aparente...

— Nossa, você não era a Leka? Tá tão gorda que eu quase nem reconheci!

Não ERA a Leka?! OOOOiiii?!

Sim, eu era obrigada a ouvir essas coisas, de gente que nunca vi nem mais magra, nem mais gorda, como se isso importasse.

(É impressionante como enfiam a palavra "gorda" em tudo que é ruim...)

- Grila, achei que até você tinha me abandonado!

(Que é isso, amiga? É que seu relato tava tão sério que não achei de bom-tom comentar...)

- Será que seriedade é o preço que se paga pela maturidade?

(Claro que não! Zoeira não tem idade.)

- Ai, tá falando sério?

(Nunca.)

- Juro que quando aquela mulher me falou aquilo, tive vontade de sair com uma camiseta escrita "Não tô gorda, tive neném".

(Pois deveria mesmo ter feito, e ainda colocado à venda. Ficaria rycah.)

- Você acha que eu levo jeito pra empreender uma grife de moda?

(Acho, mas não dou spoiler.)

Foi isso mesmo que eu fiz.

Antes, passei um tempo ainda como produtora cultural, mas fora da Secretaria de Cultura. Abri uma empresa de captação e produção, e continuei prestando serviços ao estado, levando patrocínios aos projetos públicos, mas dessa vez paga pela minha comissão. E também trabalhava com projetos privados nos quais eu acreditava.

Fiquei nessa área uns bons anos, emplacando mais e mais projetos. Mas, a partir da crise econômica e política que começou a se desenhar naquela época, o terreno começou a ficar árido para os artistas, porque os projetos geradores de consciência e autonomia começaram a ser relegados à míngua. Afinal, a quem interessa um povo culto, dentro de um projeto de dominação?

Mas, já sentindo os ventos do deserto e bastante estimulada pelo Thiago a ter um outro tipo de negócio para chamar de meu (era muito difícil lidar com a sazonalidade com que passou a se dar a produção e a captação cultural, não só do ponto de vista financeiro como do produtivo), resolvi diversificar um pouco a área. Decidi abrir um negócio próprio, independente, buscando minhas raízes no Brás, no amor que eu sentia pelos tecidos e nas tantas memórias afetivas que eles me traziam do meu avô. Com ele eu estive em quase todas as feiras têxteis de São Paulo, tomando sorvetes enquanto, através do seu vasto conhecimento e doçura, eu me apaixonava pela alquimia dos tantos fios e das suas ricas possibilidades.

Resgatei também a memória da minha tia Jessi, que era estilista e desenhava vestidos de noiva incríveis, encantando meu olhar infantil que acompanhava seus traços e seus dedos ágeis que iam transformando o papel branco em pura fantasia. Conto de fadas na cabeça da menina que viajava na arte que a tia criava com as suas mãos. Sempre passava horas vendo-a desenhar seus vestidos, e essa viagem, de certa forma, acendeu uma chama.

Assim nasceu a B.

B.di Body.

Essa ideia surgiu, por incrível que pareça, das minhas questões com o corpo. Não só minhas, mas também de uma amiga querida, com a qual eu dividia as loucuras do emagrecimento. No caso dela, o problema era mais aparente: ela vivia na pele, literalmente, o tão conhecido efeito sanfona, alternando entre uma margem de peso enorme, o que gerou uma flacidez que ela sempre buscava esconder com mais e mais tecidos, num processo muito similar ao meu episódio de "mumificação". Só que o processo dela era diário. Sua coleção de lingerie era formada exclusivamente por macacões cirúrgicos de forte compressão, para que ela sentisse uma mínima estrutura em seu corpo. E, inspirada por meus velhos amigos, os dramas físicos, eu me instiguei a criar uma peça de roupa que trouxesse essa firmeza à pele ou à cabeça da mulher que buscasse se sentir mais firme e segura no seu próprio corpo. E assim pesquisei, esbocei e juntei o repertório de informações necessárias pra criar meu primeiro *body*! E quando eu o vesti, depois de vários testes, eu quis muito que a minha amiga e outras mulheres que, como ela e eu, pudessem experimentar aquela sensação de segurança que a peça proporcionava, e ainda era bonita! Macacões cirúrgicos estavam com os dias contados!

Fui ao Brás, passei um tempão pesquisando tecidos, desenhei o modelo, e assim outros começaram a surgir, também inspirados em peças que eram moda (que eu amava) na minha adolescência, antes chamados de *collants*. Como eu já sabia de vários truques para "emagrecer" o corpo com cortes, cores, moldes, e conhecia todos os tecidos estruturantes, a B. foi uma forma bastante personalizada de transformar uma dor em beleza.

Ela nasceu desse desejo-semente: estruturar os corpos para que eles não precisassem mais ficar na sombra, trazendo alguma segurança e glamour para sua expressão no mundo.

(Uau! Até eu que não tenho corpo tô querendo...
Vendeu bem, hein?)

- Se eu te contar tudo o que aconteceu na B. de lá pra cá... dá outro livro.

(O drama te acompanha, amiga. É carma.)

- A comédia também.

(Resolveu assumir, é?)

- E teve jeito? Esse foi um batismo de fogo!

(Não vai contar o babado, não?)

- Tô vendo que você gosta duma treta, hein?

(E o que seria do teatro sem treta, meu bem?)

A palhaça forjada a ferro e fogo: o riso é minha dança, meu canto e minha lança

Um pouco antes do nascimento da B.di Body e dois anos depois do nascimento do Gabriel, e depois também de muuuuuuuuita malhação, me envolvi novamente com uma grande produção teatral. É claro, eu não havia ficado totalmente afastada. Entre o nascimento da Gio e o do Gabriel eu tive participações em três montagens, mas essa me soava como uma retomada importante.

A peça, que se chamava *Enlace*, tinha um autor bem inusitado: Karol Wojtyla, que a escreveu em 1960, antes de se tornar o papa João Paulo II. Com adaptação de Elísio Lopes Jr., ela contava a história de amor de três casais, unidos através de um personagem simbólico, o ourives, em cuja joalheria são comprados os anéis de casamento.

A montagem era dirigida por Roberto Lage, com direção musical de Thiago Gimenes. No elenco, atrizes e atores fantásticos, como Laila Garin, Oswaldo Mil, Françoise Furton, Isabela Montanaro, Rafael Almeida e Fabiano Augusto. Seria um imenso desafio para mim, porque era um musical bem ao molde dos grandes musicais, e voltar à cena depois de tanto tempo parada, e ainda num lugar novo que era esse universo dos musicais, era muito motivador.

Trabalhei muito, muito mesmo. Minha expectativa era imensa, e eu senti que precisava me atualizar. Fiz aulas de canto, de dança, trabalhei além dos ensaios, ainda numa rotina completamente diferente de antes, mãe de duas crianças, e com os eventos para tocar. Não sei como consegui, acho que desenvolvi um superpoder de desdobrar cada hora do dia em quatro, além, é claro, de muuuuuuuuito apoio da família.

Mas, apesar de tanta dedicação, aquele não foi um processo de ensaio fácil.

Não estou me referindo apenas ao meu Bat-rótulo, que (socorroooooo) ainda não tinha descolado do meu pé, como uma sombra. Como se já não bastasse precisar mais uma vez provar minha capacidade artística e ir driblando julgamentos e preconceitos (como se isso fosse suuupernatural), ainda tive outras questões delicadas em relação àquele problema que persegue as mulheres há séculos, que vem coladinho à insatisfação com o corpo: a competição feminina.

Mais. Uma. Vez.

Foi duro. Quando a sala de ensaio torna-se um ringue, o drama do bastidor sobrepassa o da peça, e isso toma muuuuuuita energia. É triste quando isso acontece, porque é uma constatação da nossa imensa fragilidade, quando estamos nesse lugar de insegurança e provação externa, sob o domínio do medo de sermos deixadas pra trás ou esquecidas. Esse grande conflito interno abre um vasto campo de batalha para um confronto externo. Qualquer lugar onde só cabe um, ou uma, é um lugar dominado pelo terror. E o conceito de prima-dona, no teatro, se encaixa nele como uma luva.

Não vou negar: até aquele momento, sempre que essa situação se apresentava, eu não resistia a entrar na briga, como no fatídico episódio da Sapucaí. Mas, talvez por já ter passado por aquele vexame, ou pela ancoragem de duas gestações, ou até por ter um apoio/contraponto dialético na minha própria casa – porque o Thiago, evidentemente, não entendia como eu poderia estar passando por aquela situação a troco de "estar em cena" –, eu acabei me vendo com uma atitude diferente. Em vez de disputar o destaque, encontrei, pela primeira vez, um novo lugar, bem inusitado, mas, pela primeira vez, encaixado.

Foi como se ele sempre estivesse me chamando, aguardando minha consideração ou a dissolução do meu preconceito.

Quando estreamos, aconteceu a surpresa. Assim como havia acontecido no *Terceiro travesseiro*, minha personagem em *Enlace*, Ewa, que não tinha nada de cômica, era até bem dramática, passou a ser aplaudida já na primeira cena, pela plateia...

... às gargalhadas.

Então eu entendi, não era uma graça forçada, uma piada gratuita, mas alguma coisa que se soltava de mim, no drama da cena, e despertava aquela catarse. Mas, curiosamente, daquela vez isso não me pareceu menor. Ao contrário, era muito vivo! E eu entendi a potência daquele riso compartilhado, o que soltamos quando estamos em contato com as fissuras da nossa natureza humana.

Talvez por eu estar, naqueles ensaios, muito fragilizada, desterrada, errante, eu tenha despertado esse lugar em mim. Acho que ele sempre esteve ali, aguardando que meu ego, a minha cisma em ser a primeira dama do babado, diminuísse sua obsessão e abrisse espaço para quem, de fato, eu sou. Então eu percebi que justamente aquela inadequação toda, que sempre me acompanhou, não era um "deslugar".

Era o *meu* lugar.

O picadeiro de todas as palhaças e palhaços, o fio da navalha, *le fou*, fogo na cabeça, a chama que procura, que cria, que detona, que dança, que atiça, busca incessante, o lusco-fusco inebriante de quem não tem parada, nem previsibilidade, porque é como a vida:

Perpétuo movimento.

Olhando para aquela plateia absorta em gargalhadas, eu senti, pela primeira vez, que estava totalmente à vontade no palco.

E no corpo, e no mundo.

JOJÔ

Puxa, foi só a gente ficar longe e ela achou o sentido da vida, é isso?

JUJU

Não foi tão rápido, né? Levou quase um setênio inteiro...

JOJÔ

As nossas férias foram tão longas assim?

JUJU

A gente vive fora do tempo, esqueceu?

JOJÔ

E você nem me avisou sobre isso?

JUJU

Ué, achei que você soubesse! Tava tão animado pulando de país em país...

JOJÔ

Gente, ela deve ter sentido muuuuito a nossa falta!

JUJU
Não pira, Jojô. Superproteção só atrapalha.
Olha lá, ela tá bem melhor!

JOJÔ
Sei não... E aquele copinho com gelo na mão?

JUJU
Deixa de ser moralista! Tá festando, só isso...

JOJÔ
Nada demais! Já contei seis drinques daqui.

JUJU
Relaxa! Ela nem toma mais bolinha mágica,
tá empreendendo, achou lugar no mundo e tudo...

JOJÔ
E a compulsão, acabou?

JUJU
Precisava lembrar desse item?

JOJÔ
Hora de voltar, já chega!

JUJU
Já comprei as passagens pro Tibete...

JOJÔ
Deixa de ser cagão, Juju!
Você é um anjo ou um guru gratiluz?

JUJU
(Nota mental pra próxima vida...)

Mais estável, a casa ancorou
Chapeuzinho, de novo, tentou
Bateu na porta, que era torta
Ela se abriu
E a menina entrou

Chamou, chamou e viu:
Na cama,
Um corpo esquisito vestido de velha.

— Quem é? — Um timbre grave indagou.
— Sou eu, ué.
— Ué é quem?
— Que voz grossa você tem!
— É pra você me ouvir melhor...
— Que nariz comprido e pontudo!
— É pra te cheirar melhor...
— Que olho feio e esbugalhado!
— Cadê o respeito, menina?
— E que boca imensa é essa, vó do céu?
— É...

6º MOVIMENTO

PRA TE COMER MELHOR

Um pouco depois que eu destravei a regência do riso, a autora nasceu. Autoria. Autoridade. Alguma coisa que sai da gente, uma essência que emanamos, fruta que nasce do pé. Talvez ela estivesse escondida do lado de lá de um pé de manga, ou atrás da palhaça errante recém-assumida, não mais na sombra, solta nas ébrias horas, mas à luz do sol, do palco, dos dias.

A palavra chegou, galgando passagem. A voz de uma eu ainda desconhecida, ou a mais velha conhecida de todas (não sei), pedia presença, e eu aceitei. Comecei a escrever, e, para minha surpresa, percebi que dedicar horas e horas e horas colocando palavras na tela era muito mais prazeroso do que muitas festas.

Passei a desejar que essa escrita pudesse ir além das minhas amarras, como uma garrafa jogada ao mar, à espera de uma resposta que me livrasse da ilha cercada por extremos de todos os lados onde eu havia passado a metade da minha vida. O jeito era mergulhar naquele mar, inspirada por tantas autoras que usaram o poder da palavra como voz que liberta. Ou, ao menos, se não liberta, irradia alguma consciência.

Ou, ao menos, algumas risadas.

Afinal, o que me faltava em ponderação, sobrava em histórias sobre as consequências do meu destempero. Enquanto Naomi Wolf publicava, na década de 1990, sua pérola *O mito da beleza*[7], refletindo sobre as amarras às quais as mulheres se submetem em nome do "belo" (que só pioraram de lá pra cá), eu estava religiosamente cumprindo o passo a passo desse mesmo manual de sucesso: emagrecer, ser a mais produtiva possível e ocupar todos os lugares da nova mulher na nova sociedade do novo capitalismo nada novo.

Apesar de toda essa (quase) estabilidade, apesar da conquista do meu lugar no teatro, de me reconhecer (dignamente) como agente do riso alheio, cheia de graça e prosa, esse era um papel ainda novo para mim, e acabou ficando circunscrito aos limites do palco. Fora

---

7 Leia ontem.

dele, eu continuava patinando na inadequação, ainda buscando alguma coisa invisível em todos os lugares possíveis.

(E olha que eu viajei bastante.)

Como você pode acompanhar até aqui, eu carimbei meu passaporte da alegria com praticamente todos os ícones do poder e... adivinha... Exceto por aquele raro momento no palco, despertando risadas, eu ainda pairava de porto em porto buscando a pergunta de todo o sempre: quem sou eu, afinal?

Ou, elaborando de forma mais prática (e sincera): *sendo quem quer que eu seja, como eu faço para me sentir bem comigo mesma?*

Nenhum daqueles carimbos era garantia de nada.

Ainda assim, é importante reconhecer, pelo menos eu havia ancorado um pouco, porque minha vida estava repleta de novas responsabilidades: família, empresa, e uma certa posição conquistada como atriz, captadora e produtora de eventos. Aquele BBBat-sinal já soava um pouco mais enfraquecido na linha do horizonte - até porque, ao longo dos quase 20 anos que correram, até eu colocar ponto final neste livro, o tal *reality* passou por fases distintas, assim como a reputação de quem dele participava.

As coisas pareciam estar mais consistentes. Nos últimos anos, desde a fundação da B.di Body, eu havia me dedicado com afinco a fazer esse negócio dar certo, fiel ao objetivo de ter alguma constância financeira, fazendo valer meu espírito empreendedor e minhas memórias afetivas entre as lojas de tecidos, que sempre foram uma de minhas paixões. Apesar da crise que já se desenhava no horizonte lá pelo fim de 2015, começo de 2016, eu me vesti da minha vontade férrea de fazer minhas ideias prosperarem, e, de fato, a marca cresceu.

Mas... ainda... mesmo com tantas conquistas... o quadro que representava a minha vida estava mais para um jogo de sete erros do que para uma pintura romântica. Ou, para ser mais exata, o eterno jogo dos sete quilos.

Sim, ainda.

Ou você pensa que, só porque minha presença (e meu corpo) não estava mais tão em evidência na mídia, aquela velha compulsão havia me abandonado?

Claro. Que. Não.

Era como uma sombra.
Um eterno pesadelo.

*

Aquela prisão de espelhos.

Aparentemente uma repetição, mas nunca totalmente igual, porque a personagem é de carne e osso: ela envelhece. Assim, vai se tornando cada vez mais difícil vencer a prova.

O ponteiro. Os ponteiros que soam as 69,9 badaladas, que rugem como um relógio ao contrário, lembrando o tempo contado na Terra, precioso tesouro que escoa sem que eu nada possa fazer.

Minha inimiga Jabba deleita-se, 24 horas por dia. Observa, por trás daquele aquário, a mulher-ampulheta que me torno, aquele ser de mínima cintura, fadada à eterna paralisia enquanto sente seu mundo interno ser convertido num deserto de areias finas.

Justo a Leka, que nascera tão poderosa.

Agora só lhe resta passar os seus dias, a segunda metade da vida, pulando de quarto em quarto, até que o final a consuma, tendo como única testemunha sua algoz.

É isso?
Fim?
Pelo menos, é o que ela pensa.
(Isso não vai ficar assim.)
Tento desligar a máquina.
Um drinque. Dois drinques. Três.
(Ahhhh, que silêncio bom!)
Quatro.
(A vida é uma festa!)
Cinco.
(Poder, muito poder. Coragem.)
Seis, sete.
(Risadas!)
Sete vezes sete.
(Fim de festa.)
(Perdi a conta.)
(Perdi a chave da casinha.)

Minha ninhada de lobos: motivação para encarar a verdade

Até onde eu iria com isso?

Se os limites para as anfetaminas chegaram logo após meu piripaque perto do nascimento da Giovanna, agora eu me deparava com um novo marco luminoso traçado no chão: minha relação com o álcool.

A necessidade de rever esse hábito não se mostrou evidente a princípio. Como era difícil desligar a compulsão, o jeito que eu dei foi trocar uma pela outra, e a bebida me pareceu mais inofensiva que as bolinhas, que haviam se convertido num exército pronto para me derrubar no chão. Afinal, além de ser uma droga lícita, ela ainda me ajudava a não entrar naquele tal pesadelo de autodegradação, me fornecendo uma roupagem socialmente mais aberta. Mais que isso, uma *vibe* bem atraente – pelo menos na fase um.

Mas... quando chega a fase dois, aquela em que eu já perdi completamente o limite...

(O avesso do avesso, total paradoxo.)

– O avesso do quê?

(Acho engraçado chamar de liberdade "poder" fazer uma coisa que tira a sua liberdade.)

– E se eu quiser ter a liberdade de querer até não ter liberdade?

(Isso é um sofisma de manipulação pra te prender no círculo do eterno capricho.)

– Oooooi?

(Que liberdade real existe em ceder a uma compulsão que se disfarça dessa palavra?)

– O que é liberdade, então?

(Melhor carregar a pergunta que se enganar com uma resposta pronta...)

– Mas eu não quero perguntar, Grila! Quero é ser livre de verdade!

(Como é que você quer ser uma coisa que não sabe nem o que é?)

Fui perguntar por aí.

"Liberdade – essa palavra que o sonho humano alimenta, que não há ninguém que explique, e ninguém que não entenda."

(Cecília Meireles, querida, se nem você explicou, que dirá euzinha?)

"Disciplina é liberdade."

(Será, Renato Russo? Será que eu consigo?)

"A sua liberdade termina onde começa a do outro."

"Liberdade é responsabilidade."

Quantas tentativas de definir essa palavra você já leu, as que buscam trazer um parâmetro para o que existe entre uma culpa moralista e um vale-tudo hedonista?

"Faça o que quiseres porque tudo é da lei."

(Olha, Raul, se eu aplicar Aleister Crowley na minha veia, eu não sei se continuo viva...)

Acontece que foi justamente isso que eu fiz até esse momento da minha vida: dizer sim a praticamente todas as minhas vontades, exceto as que me faziam engordar.

Antes que você me pergunte "ué, Leka, tá reclamando do quê, quem é que não quer uma *liberdade* dessas?", eu afirmo que alguns episódios envolvendo pessoas muito queridas me deram o que pensar:

Até que ponto um "faça o que quiser" é um direito inalienável?

Quando é que esse direito cruza a linha, tornando-se um egoísmo disfarçado em pele de desbunde?

Não vou ser hipócrita: não é nada agradável pensar nisso. Mais fácil é surfar na onda dos impulsos, porque pensar sobre eles acaba tornando o mar revolto em ondas de muitos dilemas. É muuuuuito difícil dizer não àquele meu lado que ama se jogar sem pestanejar nos prazeres sensoriais que me restam – se não os da mesa, proibitivos até o talo, ao menos os etílicos.

Até que.

Até que você entende que sua ressaca física ou até os gramas a mais contados pela balança no dia seguinte são o menor dos problemas.

Foi quando eu entendi (ou aceitei) que eu precisava de ajuda profissional. Que enquanto eu transitasse nesse universo de compulsões, independentemente de qual a natureza da compulsão do momento, eu não seria dona de mim, e sim escrava do meu descontrole. Porque a conta desse sistema compulsivo sempre te encontra. Não adianta fugir.

*

Dizem que, aos 28 anos, a gente experimenta um tal de retorno de Saturno.

É uma forma simbólica de dizer que as forças internas que nos regem chegam até nós e dizem: "E aí, beleza? O que você fez até agora com seu tempo contado na Terra?"

Acho que, aos 28, eu pulei essa fase, porque eu havia acabado de sair daquele *reality*, e ainda estava no limbo entre quem eu era e quem havia deixado de ser, perdida no parquinho das celebridades súbitas. Ou talvez, em vez de responder adequadamente, eu tenha colocado, insone, essa pergunta no prego, fazendo com que ela retornasse com juros dignos de um cheque especial, na voz de Pablo, um psiquiatra especializado em dependência química.

Para ser mais exata, ele não me perguntou, literalmente, o que eu estava fazendo com a minha vida até aquele ponto. Até porque tava na cara. Apenas me colocou frente a frente com as consequências, com coisas que até então eu ignorava, ou queria ignorar, o que dá no mesmo: era pura fuga. Ele me mostrou, em números exatos, expressos num quadro pendurado numa parede fria, como o cérebro funciona à base de cocaína e anfetamina.

Trocando em miúdos, existe uma substância chamada dopamina, que é responsável pela sensação de prazer. Das nossas atividades naturais, o sexo é a que mais libera, e essa frase é autoexplicativa. Entre as substâncias de êxtase *prêt-à-porter*, a cocaína libera o dobro de dopamina que o sexo, mas a anfetamina supera até mesmo a cocaína, liberando não só uma quantidade bem maior, como seu efeito dura muito mais tempo no organismo. E, antes que você encare isso como um estímulo ao consumo, entenda: as consequências são de igual proporção. E eu, que passei longe da cocaína a vida toda, estava pega em váááários de seus efeitos colaterais sem ter a menor ideia disso.

Então, naquele consultório, olhando para aquele paredão da verdade, eu finalmente, entendi.

Eu. Sou. Uma. Adicta.

Logo eu, que morria de medo da Cristiane F, daqueles olhos fundos e dos braços cheios de manchas roxas. Tanto que, acredite, nunca experimentei nada do gênero. Nem uma cheiradinha de leve. Então, confesso, sob o risco de ser chamada de Alice por toda a vida, que eu nunca poderia imaginar que as pílulas de embalagem verde, aquelas que têm a bênção da indústria farmacêutica, praticamente inibidoras de apetite, mas também um tanto estimulantes, que me ajudavam a viver turbinada, animadíssima, escalando picos atrás de picos, sem espaço para descanso, vazios ou vales...

... poderiam zoar tanto meu psiquismo.

Afinal, era tudo tão natural!

Então, com aquela voz digna de Morpheus diante da Matrix, Pablo concluiu, implacável, me arrancando o último fio de ilusão:

— Você passou tanto tempo nesses paraísos artificiais que vai ter que reaprender os seus parâmetros do prazer.

O que fazer com essa consciência toda?

Sabe aqueles desenhos animados em que o personagem está pairando no ar, sobre um abismo, mas só quando ele vê, de fato, onde está parado, é que ele cai?

Pois é.

Aquela consulta me fez perder a inocência da loucura, e a consciência é um caminho sem volta.

De fato, por mais que eu odiasse admitir, Pablo estava certo. Sem as anfetaminas, eu havia me tornado uma pessoa muito difícil de agradar. Com a química do meu corpo tão alterada, era difícil sentir prazer com as coisas simples, ou até com as não tão singelas, como uma viagem a Paris. Era como se a memória daquele *Everest em fervo* ainda pulsasse dentro de mim, pedindo *voooolta, Leka!*, não como a voz fantasmagórica que de fato é, mas como um convite irrecusável à suposta liberdade que a inconsciência proporciona, cheia de fumaça e *glitter*.

Como fazer para sentir a mesma energia, ânimo, pique, proporcionados pelas químicas facilitadas?

Como sentir a potência dos sapatinhos vermelhos dançando em furiosa coreografia, sem com isso precisar cortar os próprios pés frente ao excesso de dança? É possível ter o benefício sem pagar o tributo?

Não. As coisas não funcionam assim.

O que fazer, então, com aquela personalidade com a qual eu estava tão identificada que não havia diferença entre ela e eu? Haveria uma Leka diferente daquela? Ou, como diria Chico Buarque, eu "acostumei na fantasia?"

(De costumes eu entendia.)

Loka, eu. Leka. Sempre. Um estado que estava mais colado ao meu ser que meu próprio nome, Alessandra. O que fazer com essa potência desvairada, agora sem espaço para se expandir, já que estava costurada à perda total do controle?

Ou melhor, da minha própria vontade?

Voooolta, Loka!

E qual a diferença entre a adicta recém-descoberta e meu Papagueno[8] querido, o louco sagrado, aquela mesma energia que fez a plateia explodir em risos? A espontaneidade divina? A deusa errante que deflagra a estupidez da seriedade e ri diante da insensatez do humano mortal?

O riso da aceitação, primeiro passo para o amor?

Era possível fazer a entrega e seguir sendo a loka, sem me autodestruir?

*

Depois daquele tempo sendo atendida por Pablo, entrei em um longo período de reflexão, dentro dos parâmetros do que era possível, para mim, *parar* e *ponderar*. Essa árdua tarefa teve, ainda, o impulso do isolamento social da covid-19, aquele momento em que, todos sabemos, querendo ou não, nosso estilo de vida foi colocado em xeque.

Ao conviver mais de perto com meus filhos, pude observar as mesmas crenças que me (de)formaram, repaginadas, entrando pela minha casa. Isso valia especialmente para Giovanna, que já sofria as mesmas influências das *influencers* da beleza, dos filtros, *selfies*, instas, tik toks e sabe-se lá mais que espelhos mágicos ainda irão inventar, para nos prender àquela eterna pergunta:

Espelho, espelho meu...

Foi quando decidi escrever este livro. Para falar a verdade, não foi bem uma decisão. Foi uma inspiração. Tanto que, se fosse ver pela minha rotina, era uma ideia até meio disparatada: para que escrever sobre a minha vida? Para que desfiar o rosário dos meus destemperos, se eu mesma não sabia o que fazer com eles?

Depois entendi: o livro não seria sobre a compulsão, mas sobre a busca do que a ultrapassa. A coragem para saltar sobre o vento gélido do abismo, e a esperança de um dia atravessar, deixando para trás todas as minhas amarras.

O único problema era: eu ainda não estava preparada para essa travessia.

---

8 Personagem da ópera *A flauta mágica*, de Mozart, que tem como trabalho caçar pássaros. (N. do E.)

Pronta ou não, uma vez que a gente planta um sonho secreto, daqueles que vêm de um lugar estranho à própria noção do "eu", ele começa a florescer e forjar um novo mundo.

Talvez por isso, num certo dia, refletindo sobre meu futuro, ouvi novamente aquela voz. Um chamado mais potente que as ofensas da tia Jabba, porém ainda longínqua, quase inaudível. Ela ainda me acenava do lado de lá.

A velha senhora.

Senti que ela falava comigo, e aquilo me trouxe uma alegria estranha.

Apurei meus ouvidos e então ouvi:

Olá, minha querida...

Há muito que venho pensando em te procurar... Tive dúvidas sobre a forma e o momento certo pra ir ao seu encontro, mas quando ouvi esse chamado que você emite aí dentro, senti no meu coração que era a hora certa... Falo de um lugar do futuro que um dia te pareceu impossível de alcançar... E não, você não chegou nem perto de começar a tatear esse lugar, mas no momento em que você se encontra hoje, já descobriu que ele existe.

Talvez, no seu íntimo, você consiga intuir quem sou eu e o que tenho pra te dizer. Vim até aqui com toda a fé temperada de subversão que sempre norteou a minha vida e também a sua, na esperança de que, a partir dessa conversa, você consiga trocar essa velha música que te acompanha desde tão cedo, ressoando acordes tão densos nos seus dias, com aquele mesmo refrão embalando as velhas dores de sempre, a já familiar sensação de incapacidade, não pertencimento ou não merecimento. O descontrole. Esse, querida, é o único peso do qual você precisa se livrar.

Quando uma mulher chega à minha idade, percebe naturalmente o quanto é fácil a vida se tornar uma ladainha de culpas, hábitos e arrependimentos, e como também me fez perceber o tempo, ele urge como um leão feroz, e a vida só se resume mesmo ao que você tem hoje – o presente.

Venha, minha menina, feita moça, agora mulher que tanto procura.

Não desista de me encontrar.
Você já está muito perto...

*

Eu sei que parece estranho, mas essa velha me pareceu mais real do que muita gente de carne e osso com quem eu convivo. Até mais real que eu mesma, quando não estou no corpo, ou querendo acabar com ele com mais uma dieta insana.

De qualquer maneira, se as vovós e fadas madrinhas de fato existem, elas podem até te trazer recursos, presentes, conselhos, mas nunca, nem nos contos maravilhosos, vão viver seus desafios por você. Apenas sinalizam, do lado de lá da floresta, com uma possibilidade de acalanto.

Na vida terrena, encarnada e densa que aprendemos a chamar de real, essa travessia é árdua e pede coragem para seguir. E força, muita força, para não sucumbir.

(Se fosse fácil, não chamaríamos isso de "contos maravilhosos", mas de "contos tediosos", ou leite com pera mesmo...)

– Ainda bem que sempre posso contar com esse otimismo das forças aliadas!

(Tipo os passarinhos fofinhos da Cinderela?)

– Ou você, Grila!

(Cada um tem o bicho aliado que merece...)

– Você acha que minha história tá perto de chegar ao fim?

(Juuuura que é isso que você quer?)

– Não! Quer dizer, chegar naquele momento em que tudo fica bem e lá-lá-lá?

(Sua vida é mais interessante que um musical, miga. Supera a Disney.)

– Mais interessante ou mais complexa?

(Nada é complexo. Só é difícil enfrentar o que tá bem na sua cara.)

- O quê?

(Não tá vendo, Leka? Sente o bafo do lobo!)

- Eu tenho medo, Grila!

(Quem é vivo e não tem?)

- Se eu for, você vai junto comigo?

(Você nunca está sozinha, sua loka! Pode ter certeza disso...)

JOJÔ
Não está mesmo, Leka!

JUJU
Enquanto estivermos vivos!

JOJÔ
O que significa toda a eternidade, porque na nossa dimensão não há tempo.

À beira do...

Tempo, tempo, tempo, tempo...
Passei um tempo contemplando o abismo.
Tentei fugir do assunto.
Depois, negociar.

Até desdenhei a parede fria cheia de números do psiquiatra Pablo: afinal, eu havia conseguido pegar as rédeas do meu desejo. Anfetaminas, já não tomava havia anos (desde a minha promessa pra Deus), os surtos gastronômicos até que estavam sob gerência, as compras também estavam controladas, e o álcool... estava sob controle absoluto!

(Toma aqui, senhor doutor! Quem é adicta, afinal?)

O problema é: justamente quando você pensa que domou a fera, repetindo pra você mesma aquela história de que, na verdade, o lobo é bonzinho e nem quer tanto te comer assim, é quando ele te pega na curva.

Naquele dia, bem distraída.
Cheia. De. Si.
Empoderada.
Um drinque.
Dois
(a vida é uma festa.)
Três.
Quatro.
Cinco vezes sete vezes nove compulsão.
Desci na escalada da consciência.
Voltei uma casa para cada copo.
Mas não para o mesmo lugar, porque nada, nunca, é igual.
A cada retrocesso há um custo.
De sangrar, mais uma vez, uma ferida mal curada.
(Não só em mim, mas em todos os seres amados.)

Então, no dia seguinte,
Uma vez mais,
Aquela ressaca.
Os sinais do descontrole já expressos a partir da minha cama.
E o medo de ter destruído tudo.
(Sim, havia esse risco)

Caminhei novamente
Para a frente
(desterrada, em terra devastada)
Caminhando casa a casa daquele tabuleiro,
tomada pela vergonha
e o terror do nunca mais.
(nunca mais?)

Além do aumento do peso da culpa que a consciência traz.

Só me restava parar de fugir.

Olhei o bicho de frente, com a mandíbula escancarada, feio, babando grosso.

E decidi responder pra que servia, afinal, aquela boca.

Tão

Tão...

... Mortal.

E ele me devorou.

Acordei e olhei pro lado. Ele não estava lá. E enquanto eu procurava ao redor vestígios de indícios que me explicassem o gosto amargo da boca misturado àquela zonzeira na cabeça e o peso do corpo, vi um balde ao lado da cama.

Levantei naquela sensação nebulosa que já era minha velha conhecida, querendo dizer pra mim mesma que não era verdade, que eu não tinha sido engolida por esse transe mais uma vez, enquanto meu corpo tentava purgar, pelos poros, aquele poderoso veneno que me conduziu por tantos caminhos com suas promessas de aventura, gozo fácil, força e felicidade sem limites. Vi meu marido dormindo na cama do nosso filho, que não estava em casa. *Péssimo sinal.* Nessa hora, o amargo da boca foi entrando em cada célula do meu corpo, envenenando, rasgando o peito, enquanto o chão me engolia como areia movediça, com a qual eu não pretendia brigar porque tão bom seria se ela me cobrisse...

O medo roubando o ar.

A sensação de volatilidade da vida no segundo. Fragmentos de imagens. Tudo aquilo que há poucas horas parecia seguro foi ganhando ares de efêmero, enquanto a sensação ambígua de ser a detonadora de um apocalipse que simplesmente não se ordenou em parte nenhuma do meu ser, e ser a "culpada não merecedora" dos terrores que já me assolavam, ia se misturando num coquetel de reparos, ajustes, desculpas. Efeitos de uma causa disparada na inconsciência.

A dança louca entre medo e vergonha. Vergonha e medo. Culpa e compaixão.

As consequências. Quais seriam dessa vez?

(Será que esse medo é o que cala a lembrança?)

Quantas coisas eu guardei num fundo de armário de memórias que não tenho, de baús vazios, de hiatos que são como páginas arrancadas de um livro num momento de revelação? Como se vive com isso? Através de qual sentimento essa música penetra a alma, transformando seus sonhos mais incríveis em papel de seda que se rompe ao primeiro sopro?

Mas dessa vez foi diferente...

Eu sabia tanto sobre essa inimiga... Com o trio da ADE (idade, maternidade e maturidade), além do incrível tempo que gastei durante toda uma vida, investigando e tentando driblar essa compulsão que me roubou tantas coisas importantes, eu achei que estava a salvo.

Mas não.

Perceber que nem mesmo todo esse conteúdo me tornava imune me fez tão fraca, mas tão fraca, que desejei mesmo desaparecer.

Desapareci em pensamento tantas vezes que, ao olhar agora para o caminho andado, muito do que vejo é névoa. Uma névoa espessa e fria que entra pelas narinas com o cheiro do amargo da boca, misturado aos tantos flashes de memórias manipuláveis que se moldam à vontade de qualquer narrador que dela se aproprie, por vantagens ou bem querer. Ou, ainda, pelo que melhor lhe aprouver, porque a vida, quando colocada nesse limite, não nos pertence mais.

Nem em atos. Nem nas memórias que não temos.

E a mulher forte que encara os hiatos com graça e coragem vê sua força (que julga ser leonina) virar uma fraqueza sem fim. Os sonhos se dissipando em segundos numa areia fina, intangível. Como se a caminhada nunca pudesse me levar ao cume da montanha. Amores e relações esculpidos por toda uma vida de bons sentimentos se desfazem, na mesma fração de tempo em que a lava leva pra destruir, depois de cuspida, fumegante, da boca do vulcão.

Ou do lobo.

Busquei mais um profissional. Dessa vez um psiquiatra especialista em compulsão, transtornos alimentares e de imagem. E preenchi mais algumas lacunas de conhecimento que me fizeram perceber que todos esses males nascem e crescem naquele lugar cinza onde milhares de pessoas sufocam sua autoestima. Algumas por predisposição, outras por imposição e, por mais diferentes que possam ser as causas, elas levam você sempre ao mesmo beco. E mesmo que isso pareça piegas e simples, não há tratamento que não passe pelo amor-próprio. E, com vários exercícios de reprogramação mental, comecei a ver que meu corpo era perfeito, sim, e que esse valor não tinha nada a ver com o corpo em si. Uma mudança de paradigma que, pra mim, se confundiu com renascimento. O fato foi que recebi desse médico mais um diagnóstico impactante: o uso excessivo de diuréticos por pouco não me levou a ter sérias doenças renais (vi várias mulheres da minha idade com histórico parecido fazendo diálise); o uso excessivo de laxantes me trouxe um grande prejuízo das funções intestinais; as anfetaminas ajudaram a destruir minhas noites de sono e, até hoje, são incontáveis os momentos de insônia em que padeço nesse paradoxal acerto de contas – de um lado, feliz por não fazer parte das estatísticas cada vez mais altas que concluem que as pessoas estão sofrendo mais e mais com doenças e males ligados à autoestima e à imagem, tendo até a morte como consequência e, de outro, lamentando profundamente não ter cuidado mais da minha saúde física e mental, para que hoje eu não tivesse que sentir meu corpo reclamando tantas consequências. Uma descoberta que me deu outra força para recriar a vida que eu sonhei. Não mais guiada pela forma do meu corpo, mas pela sua capacidade. E contar essa história se fez mais importante que nunca! Passar a mensagem de que não se encontra a paz nem a felicidade em nenhum lugar sem se reconhecer no amor a si mesmo, ao seu corpo, ao que se é. Que possamos amar e abraçar nossos corpos! Todo o nosso poder e liberdade estão exatamente aí e em nenhum outro lugar... Tudo depende disso! Passei a vida inteira subindo minha escadaria de areia, sentindo a cada pisada e a cada conquista mais um degrau se desfazendo sob meus pés, que já andavam exaustos em busca de solo firme, sem saber que não há liberdade nem conquistas plenas sem amor-próprio. Que as relações, por melhores que sejam, ficarão contaminadas pelo jogo que vai se impor alheio à sua vontade, e que nasce da vulnerabilidade que só quem não se ama verdadeiramente tem. Se resistirmos ao nosso corpo diante de padrões impostos, jamais poderemos viver livremente.

Vivi assim por tantos anos, sem conseguir tocar o poder que era meu, fazendo meu mundo girar em torno de mudar meu corpo ou moldá-lo pra que ele atendesse não a mim, mas a um ideal imposto por algum outro estúpido, condicionado como eu, a uma prisão de espelhos sem janelas, onde o ar rarefeito te sufoca e a visão deturpada do todo da vida te impede de enxergar onde, de fato, está seu valor. E jogamos esse valor numa estética que nos faz esquecer que não apenas a vontade, ou mesmo a força dessa vontade, dominam a imagem e a forma, porque nossos corpos mudam alheios aos nossos planos através do tempo – eles crescem, encolhem, se machucam, se curam, envelhecem. Máquinas biológicas vivas e mutáveis projetadas para se deteriorarem (uma parte bem bonita de ser humano que nos mete tanto medo porque confundimos isso com padrões estéticos que são muito rasos diante da beleza e da perfeição contidas na natureza da vida). Meu corpo é lindo, é um milagre, é perfeito e faz seu trabalho com excelência. Compreender que meu valor existe independente das mudanças que acontecerem ao meu corpo, ao seu e ao de qualquer pessoa que possa e queira tomar a consciência de que abraçar e amar seu corpo, do jeitinho que ele é, é o único caminho para explorar e usufruir do poder e da liberdade. A beleza não é única nem tem uma só forma ou uma só cor. Perceber que o belo não se materializa apenas na forma do corpo e sim na beleza que quero promover quando eu dobrar uma esquina, sensação essa tão mais importante que os adjetivos que forem atribuídos à sua forma. Essa é a humanidade que se encontra quando ele se despe da armadura que te fizeram acreditar que era a única forma de proteção. A lembrança de que você tem um coração.

Por isso escolho não mais falar desse tipo de beleza. Falemos de valor e de quanto valemos. Do valor daquilo que sabemos dividir. Do valor que damos ao outro. E do valor que podemos inspirar no outro. Esse, sim, é o caminho da verdadeira beleza.

E munida dessa verdade, entrei novamente na minha prisão de espelhos. *Espelho, espelho meu, existe cura para todas nós?* Para mim e todas as outras, feridas, culpadas, queimadas, cuspidas, Medeias,

Liliths, Tiamats, mulheres-serpente ou deusas da sombra? Nelas eu vi o reflexo da mulher adulta, a imagem tão controversa que faço de mim. Uma mulher madura, com quem a vida foi tão generosa, que trouxe a melhor de todas as famílias do mundo, e que acabou se dando conta de que, nesse processo, é preciso deixar morrer não apenas muitas partes de si mesma, mas também dos outros. Aqueles a quem você ama no mundo com mais devoção.

E aí é o momento em que o lobo te encontra na beira do abismo, e sua alma chora para que alguém te abrace enquanto você cai. Porque você sabe que vai cair e não há nada a fazer. Mas (ainda bem), aquela presença que ainda não consigo concretizar me diz, lá do seu retiro, a floresta do lado de lá do abismo:

> *Se joga e aceita o voo... E tenta se lembrar, um pouco antes dessa morte, a dez centímetros do chão, que você será capaz de amar de novo...*
>
> *Nesse momento, aceite que, apesar do seu desejo de ser compreendida, quem está por perto não poderá compreender.*

Então eu me joguei. Com a alma tão cheia de medo quanto de esperança, entoando perguntas:

Quem é você por trás de você?

Qual é o seu grito quando clama?

Me abraça agora enquanto eu caio?!

E meus pés perdem o chão, enquanto o vento frio dança na minha boca congelando a gengiva.

Está feito.

Em suspensão, vejo minhas partes se dissolverem em mil pedaços, que se espalham na queda livre. Vejo a menina que comprava doces escondida depois de perder peso na reunião da igreja na segunda-feira. E também a adolescente que comia, compulsiva, sem sentir gosto algum, enfiando goela abaixo o sabor da primeira traição e sofrendo, no espelho do dia seguinte, uma dor de gente bem grande, ao ver que milímetros de seu corpo poderiam ter aumentado. Vejo a menina do teatro que calava a boca da crítica e da dismorfia na compulsão do álcool e se sentia inabalável. E eu também vi o dia seguinte dela. Que dissipava mais e mais seu próprio hiato em mais e mais litros de bebidas que iam entrando no corpo e dando força e coragem, a levando por um caminho de segurança e paz em que ela nunca havia estado antes. Por mais perigoso que fosse. Vejo copos brindando, nós dois dançando, brigas, risos, lágrimas. E a Lolla comendo seus sonhos na casa da minha nona. Tentei esticar o braço pra pegar cada uma dessas partes e juntá-las para que, assim, elas se fizessem fortes de novo. Mas não foi preciso, porque elas me acompanhavam na queda...

Me abraça agora, enquanto eu caio?

Porque a única coisa que me aquece nessa queda somos nós. Nossas risadas. A samambaia que dança na janela do banheiro. Nossos gritos. A maçaneta quebrada da porta. O barulho que meu pai fazia quando chegava em casa. Os domingos de nós quatro na cama. O colo do meu avô. Nossas promessas. Minhas angústias. O seu velho moletom vermelho. O abraço da minha mãe. As surpresas nos aniversários. A maquiagem manjada da festa junina. Tantas pequenas gotas virando água que mata a sede. Que traz vida.

Me abraça agora enquanto eu caio...

E seca minhas lágrimas congeladas na velocidade da queda que dói em meus ossos. Cobre meu rosto pra que eu não sinta meu fim. E derrete meu corpo no seu calor para que eu possa me sentir viva novamente. E enquanto eu vejo as janelas, as nuvens, nossos beijos, entendo que, às vezes, pra viver, é preciso matar algo em nós.

Me abraça agora...

Eu vejo, então, a moça independente e glamorosa, minha Rainha da Noite, que colocou a dor de suas ausências em um baú de superficialidades onde tantas pessoas semelhantes aprendiam a não olhar da mesma forma e com a mesma omissão para suas próprias feridas, que se escondiam tão mais facilmente por debaixo das roupas caras, das joias raras, das exclusividades e vaidades que embalavam o fato de estar no topo da pirâmide. Sinto tapas e carícias, a sensação de segurar meus filhos no colo pela primeira vez. Seus olhos. Um pássaro canta pra me lembrar de me perdoar pelos dias em que deixei de ver o pôr do Sol ao seu lado por qualquer pequenez que agora se mistura à neblina da queda. Então vejo a diva, nadando nua numa piscina de vidro. Ela, que detinha muitas das expectativas de todas juntas e que gritava por socorro silenciosamente, enquanto sucumbia à cegueira voluntária, e à sua própria ausência amortecida, para encarar o mundo que todos julgavam ser o mais cintilante de todos. Não era. Não é. Nunca será.

Por favor, me abraça, agora que falta tão pouco....

Poemas, cartas, vozes, músicas e cores da minha vida passando durante a queda. Sons, cheiros, nós na mesa, o barulho da chupeta do nosso filho, o primeiro passo da nossa filha, me trazendo os vestígios de uma antiga civilização...

E a dez centímetros do chão eu fecho os olhos. O abraço não chegou a tempo, e agora o trabalho é só meu. E eu sei que vai doer se não aparecer ninguém que aguente o meu peso. Para onde foram todos? Por que me deixaram sozinha?

Nove centímetros.

O compasso do meu desconsolo soa, soa, soa, risca o vidro como diamante radiante, um sol forte demais pra entender alguma coisa, arisco, e taco, naquele caldeirão inflamado de todas as minhas fúrias junto com pus e coentro, mexo e remexo, as dores intactas, pra ver se meu fel as dissolve em saliva fervente.

Oito centímetros.

A massa que arde, a alma que grita, ou será que são elas as tantas perdidas? Aquelas que bebem por não mais dar conta, aquelas que saem na noite fugidas, aquelas que tentam, em vão, ser amadas, aquelas que caem no chão derrotadas, e todas gritando, girando, torcidas.

Sete centímetros.

De sons estridentes, o medo da queda, as tantas partidas, cruéis abandonos, orgulhos erguidos tal qual os palácios eretos, imóveis, imunes ao pranto que vem da descida.

Seis.

Dissolve-se o unguento de tantos terrores, de fúria, de dores, promessas traídas, cai tudo na lava de um fogo que queima, mas limpa a mistura,

Cinco.

Quatro.

Conforta a ferida.

Três.

Desfaz-se o feitiço da vida apartada.

Dois.
E brota da terra, não mais devastada.
Um.
Último ar.

ME ABRAÇA AGORA ENQUANTO EU CAIOOOOOO!!!

(Renova-se a vida.)

E, com a queda, estilhaços.
Os pedaços se juntam, brincantes, enquanto as folhas secas começam a voar em um imenso redemoinho, que varre esse tornado de emoções que já não me serviam mais.
Então compreendo, é também na morte que o amor cura.

Zero.
Abri os olhos e olhei pro lado. Ele estava lá. E senti que seu corpo, mesmo parecendo ausente, sempre tentaria sustentar o peso que é só meu.
Me abraça, então, agora, que de "agoras" é feita a vida, desse monte de fatos que acontecem entre o dia do nascimento e a morte que nos acolhe.
É para lá que o voo leva.
Para a verdadeira liberdade.

Recém-saída da barriga do lobo, na escuridão da noite, a menina com capa vermelha se deparou com um lago imóvel.
Nele piscavam pequenas luzes, reflexos de vagas estrelas.
Um pedido nasceu da sua boca.

Espelho, espelho meu, existe uma face, um corpo, uma voz,
um sonho, um lugar que nos faz uma?
O sonho de não mais competir, de não mais sofrer,
de não mais minguar?

As estrelinhas se juntaram na superfície da água, formando um desenho.

Um rosto.

Uma mescla de muitas sábias, idosas malucas, a soma de todas aquelas nascidas do riso, do ápice do último inverno.

A velha senhora.

7º MOVIMENTO

ASSIM FALOU A VOVÓ

LEKA
Tá escuro, vó! Ainda é de noite?

VOVÓ
Não sei. Você sabe?

LEKA
Achei que as velhas sábias sabiam de tudo.

VOVÓ
Por isso você veio me procurar? Pra saber as respostas?

LEKA
Pra falar a verdade, sim.

VOVÓ
Então, para ouvir a verdade, faz silêncio e escuta a canção das estrelas.

LEKA
Eu só vejo agora as estrelas cadentes deitadas na água de um lago parado.

VOVÓ
E qual é o problema?

LEKA
Ué, não estão mortas?

VOVÓ
Não. A queda é só mais um movimento.

LEKA
Então por que nada se move agora?

VOVÓ
É claro que se move. Ou você acha que a vida é uma eterna prisão?

LEKA
Até que eu achava. Será que não?

VOVÓ
Aí é com você. Pra mim, é uma aventura.

LEKA
Queria muito que a minha também fosse...

VOVÓ
Então vá pedindo, que um dia acontece.

LEKA
Pedir pra quem? Não vejo mais nada!

VOVÓ
É só o vazio que traz lua nova.
Calma, minha filha, sossega e espera.

LEKA
Mas é tudo tão escuro, vó!

VOVÓ
Já vai clarear. Tá vendo ali, aquela linha cor-de-rosa?

LEKA
É mesmo! Tô vendo, sim! Mas é tãaaaaaao sutil!

VOVÓ
É claro que sim! A primavera é gentil.

LEKA
Será que tem força pra derreter tanto inverno?

VOVÓ
Responda você. O que você acha?

LEKA
Não sei, vó. Só acho que eu penso que eu não acho mais nada.

VOVÓ
Então começou a achar. Siga seu coração, ouça a voz de Deus que está em tantas coisas, protege seu lado mais puro da maldade dos homens e carregue com você os conhecimentos adquiridos no caminho. O amor não vive só naquilo que se vê, e definitivamente a beleza não está nos padrões que a humanidade te impõe. Visite sua alma de bebê. Deus vive ali. E a verdade também.

LEKA
Será? É estranho não saber.

VOVÓ
Ah, Leka... Somos tão loucas, tão loucas... que precisamos muito de humildade... aceitação... e delicadeza.

LEKA
E o amor, vó?

VOVÓ
Amor, minha querida... é só do que somos feitas.